해부생리학
Anatomy and Physiology

최윤경, 하병조, 김유정 지음

구민사

저자 약력

최윤경 오산대학교 피부미용과 겸임교수
하병조 을지대학교 보건대학원 미용화장품과학과 교수
김유정 여주대학교 뷰티약손미용과 학과장

해부생리학

Anatomy and Physiology

초 판 인쇄 2014년 3월 5일
초 판 발행 2014년 3월 10일
개정1판 발행 2017년 3월 10일
개정2판 발행 2020년 3월 25일

저 자 최윤경, 하병조, 김유정
발행인 조규백
발행처 도서출판 **구민사**
주소 (07293) 서울특별시 영등포구 문래북로 116, 604호(문래동3가 46, 트리플렉스)
Tel (02)701-7421(~2) **Fax** (02)3273-9642
홈페이지 www.kuhminsa.co.kr
신고번호 제 2012-000055호 (1980년 2월4일)
ISBN 979-11-5813-822-6 93590

값 22,000원

머리말

21세기 들면서 전 세계적으로 한류와 함께 K-뷰티의 발전은 실로 눈부실 정도이다. K-뷰티의 발전과 함께 해부생리학에 대한 개념 정립이 어느 때보다 더 중요시 되고 있다. 특히, 오늘날 학문으로서의 미용학과 화장품학은 인접 학문의 발달에 힘입어 이제 학문간의 융복합 양상을 띠고 있다.

해부생리학은 건강한 아름다움을 추구하는 미용이나 화장품과 불가분의 관계에 있으며, 해부생리학을 통해 얻어진 지식들은 미용과 화장품분야에 폭넓게 활용될 수 있다. 즉, 청결하고 건강한 미를 추구하는데 있어서 가장 중요하게 다루어야 할 영원한 테마는 바로 사람에 대한 올바른 이해를 바탕으로 하고 있는 것이다.

본서는 국내의 대학이나 평생교육기관(학점은행제), 학원 등에서 미용이나 화장품을 공부하는데 도움이 될 수 있도록 구성되었다. 저자들은 수년간 대학과 평성교육기관 등에서 해부생리학을 강의해 오면서 시중의 해부학이나 생리학은 너무 이론적으로 치우쳐져 있어 학생들이 피부미용사를 준비하거나 사람에 대한 해부 및 생리학을 공부하는데 어려움이 있다는 것을 알고 그간 수집해 온 것들을 바탕으로 새롭게 개발하게 되었다.

저자들은 독자의 입장에서 되도록 쉽게 이해할 수 있도록 최대한 노력하였으나, 혹시 미흡한 점이 발견된다면 독자 여러분의 허심탄회한 충고를 바라는 바이다.

저자 일동

CONTENTS

제3장 조직과 기관

제4장 인체의 골격

제5장 근육조직

제6장 순환계

제7장 호흡과 배설

제8장 신경계

제9장 소화기계

제10장 내분비계

제1장 해부생리학이란?

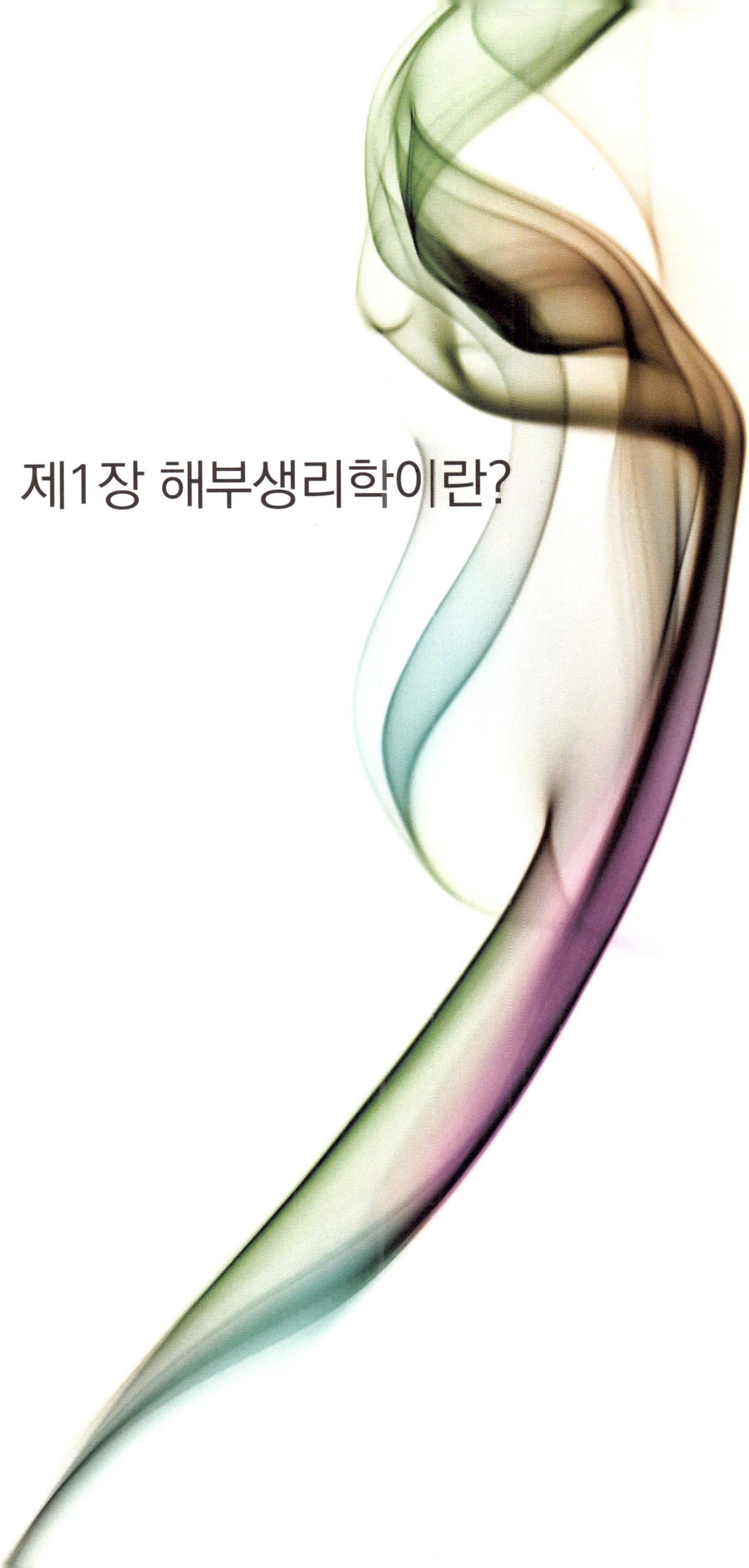

1. 해부생리학의 개념

해부생리학(解剖生理學)은 해부학(解剖學, Anatomy)과 생리학(生理學, Physiology)을 합한 것으로 인체의 구조와 생명 현상에 대해 연구하는 학문을 말한다.

해부학은 영어로 "어나토미(Anatomy)"라 하며, 이는 "분리하다(Apart)"는 의미의 "Ana-"와 "자르다(Cut)"는 의미의 "-tomy"의 합성어라 할 수 있다. 즉, 해부학은 인체를 하나하나 자르고 분리해서 과학적으로 생각하는 과학적인 학문이다. 예를 들어, 인체는 뼈의 크기와 모양으로 기술할 수 있다. 해부학은 인체의 구조와 형태, 구성 그리고 인체의 각 부분과 그들의 기능간의 관계 같은 넓은 범위의 학문을 포함한다. 망치의 구조가 못을 잘 박을 수 있게 만들어진 것처럼 인체 각 부분의 구조는 그들의 기능을 효율적으로 수행할 수 있도록 되어 있다. 예를 들어, 뼈가 튼튼하게 몸을 지탱할 수 있게 하는 것은 뼈가 근육에 의해 단단하게 둘러싸여 있기 때문이다. 구조와 기능 사이의 상호관계에 대한 지식은 해부학을 더 쉽게 이해할 수 있게 한다. 해부학을 흔히 형태학(形態學, Morphology)이라고도 하는 것은 생물체의 구조를 눈으로 확인하고 칼로 잘라보고 손으로 만져보아 연구하는 학문의 한 분야라 볼 수 있다. 해부학을 공부하는데 있어, 새로운 단어들 때문에 당황할 수 있다. 그러나 해부학에서 전문용어들을 배우는 것은 매우 중요하다. 각각의 용어는 어떤 정교한 의미를 가지고 있으며, 일단 이것을 배우고 나면 전문가와 의사소통을 하거나 전문서적 및 학술 문헌을 이해하는데 많은 도움이 된다.

생리학은 영어로 "피지올로지(Physiology)"라 하며, 이는 "자연스러움(Natural)"을 의미하는 "Physio-"와 학문을 의미하는 "로지(-logy)"의 합성어라 볼 수 있다. 즉, 생리학은 인체에서 일어나는 자연적인 현상들을 학문적으로 체계화한 과학의 분야이다. 생리학의 현상을 알기 위해서는 해부학, 화학, 물리학적인 지식을 필요로 한다. 생리학에서 구조는 변하지 않는 것이라고 하기보다는 변하는 것으로 해석하는 것이 중요하다. 생리학의 중요 목표는 자극에 대한 인체의 반응을 이해하고 예측하는 것이고, 계속적으로 변하는 환경에서 인체 상태를 어떻게 유지해 나가는가를 이해하는 것이다. 예를 들면, 체온이 올라가면 땀을 흘리는데, 이것은 인체가 정상체온을 유지하기 위해서이다. 생명체의 발생과 진화과정은 물질대사(物質代謝, Metabolism)에 의해 이루어진다. 물질대사는 생물체가 몸 밖으로부터 섭취한 영양물질을 몸 안에서 분해하고 합성하여 생명활동에 필요한 물질을 만들고 필요하지 않는 물질은 몸 밖으로 내보내는 작용을 말한다. 생체는 내부와 외부로부터 끊임없이 자극이라는 정보를 받고 있다. 자극과 반응이라는 일련의 생리적 현상은 인체를 구성하고 있는 모든 세포들 간에 일정한 신호전달(Signal Transduction)을 통하여 이루어진다. 세포의 신호전달은 세포와 세포사이에서 정보의 이동과 그 정보의 세포내 전달이라는 두 단계로 전기적 신호전달과정과 화학적 신호전달과정으로 이루어져 있다.

한편, 인체의 비정상적이고 병적인 조직에 대해 연구하는 학문을 병리학(Pathology, 病理學)이라 하며, 병리학자들은 비정상적인 조직을 직접 눈으로 또는 현미경으로 관찰하고 연구하는 일을 한다.

해부생리학을 미용 분야에서 배우는 목적은 인체의 기능을 정확히 이해하여 미용기술에 적용하기 위해서이다. 따라서 해부생리학을 공부할 때는 항상 인체에서 구조와 현상이 어떻게 미용분야에 접목되어 있는가를 연관시키는 습관을 갖는 것이 중요하다. 이와 같은 습관을 갖기 위해서는 어떤 것에 항상 "왜(Why)"라는 의문을 갖는 것이 중요하다. 사람의 코는 왜 오똑하게 솟아 있고 냄새는 어떻게 맡을 수 있는 것일까? 머리카락은 왜 질기고 날마다 자라는 걸까? 머리카락은 왜 빠지는 걸까? 등등 수많은 질문에 대한 해답을 체계적으로 알기 위해 해부생리학을 공부하는 것이다.

2. 미용의 범위

미용의 범위는 피부관리(Skin Care), 모발관리(Hair Care), 메이크업(Make-Up)으로 나눌 수 있다. 이 중 피부관리 분야는 해부생리학적 지식을 가장 많이 필요로 하며, 반면 메이크업은 인체 예술학적 지식을 보다 많이 필요로 한다고 볼 수 있다. 모발관리는 해부생리학적 지식과 인체 과학적 지식, 인체 예술학적 지식을 모두 필요로 하는 분야라 볼 수 있다.

모발관리에서의 헤어디자인 테크닉과 메이크업 분야에서의 화장 테크닉은 주로 외면적인 것을 가꾸는데 중점을 두고 있고, 반면 피부관리, 발관리, 경락 등은 내면적인 건강을 바탕으로 아름다움을 추구하고 있다. 마사지는 피부에 적절한 자극을 주고 혈액 순환을 좋게 해 모세혈관에서 영양분을 보내는 활동을 효과적으로 하기 위해 실시하는 시술법이다.

두피 마사지법을 간단히 설명하면 다음과 같다.

첫째, 양모제(Hair Tonic)를 두피 전체에 바르고 엄지손가락을 제외한 네 손가락을 모은 후 손가락의 지문 부분으로 이마 윗부분으로부터 힘 있게 나선을 그리며 서서히 머리끝까지 이동시킨다.

둘째, 뒷 머리 전체의 두피를 다섯 손가락으로 쫙 편 상태에서 튕기듯 강하게 눌렀다 떼는 작업을 계속한다.

셋째, 두피 전체를 일정한 압력으로 가볍게 두드리고 마지막에 관자놀이 부분을 두 손으로 지그시 눌러 압박 시킨 후 종결한다.

브러싱(Blushing)은 모발의 발육에 도움을 주기 위해 행하는 경우와 두피나 모발에 있는 더러움을 제거하기 위한 경우가 있는데, 어느 쪽이나 아침 저녁에 규칙적으로 행하는 것이 좋다.

모발 관리는 이상을 일으킨 모발을 가능한 정상으로 되돌리거나 손상을 예방하기 위해서 한다. 손상된 모발에 헤어팩(Hair Pack) 등을 발라 스팀을 쐬거나 비닐 캡 등을 사용하게 되면 영양성분이 보다 쉽게 침투할 수 있게 된다. 즉, 두피모발 미용은 두피, 모발의 청결과 건강, 아름다움을 위한 것으로, 이런 업무를 수행하는 전문가를 두피모발관리사(Trichologist)라 한다.

피부 관리(Skin Care)는 대개 피부의 생리작용 조절을 목적으로 하는데 과잉의 노폐물을 제거하고 혈액순환을 촉진시켜 피부를 건강하게 가꾸는 미용법이다. 두피 및 모발관리와 유사하게 마사지, 팩, 미용기기에 의한 방법이 있으며, 피부의 생리작용을 촉진시키고 건강하고 아름답게 하기 위해 행한다. 마사지는 손가락 테크닉으로 마사지하는 방법이고, 팩은 팩제를 바른 후 일정시간 침투시키는 방법이다. 또한 미용기기를 사용하는 것으로 자외선, 적외선, 흡인 컵(Suction Cup)을 사용하는 방법이 있는데, 전류(고주파, 저주파)를 사용하는 방법은 메디컬 스킨케어(Medical Skin Care) 분야에서 널리 실시되고 있다.

전신 관리(Body Care)는 주로 체중 감량을 위해 이용되며, 때로는 증량 등 체중 유지를 목적으로 하는 경우도 있다. 미용 체조 등의 근육운동, 균형 있는 식사관리, 땀을 내게 하여 신진 대사를 좋게 하는 발한법(發汗法), 운동 기구를 이용한 육체적 운동은 매우 효과적이다.

릴렉세이션(Relaxation)은 심신에 안정을 줄 목적으로 하며 손가락을 이용한 마사지, 적외선, 일광, 사우나, 목욕, 온화한 음악을 이용한 음악치료(音樂治療, Music Therapy), 부드러운 색채를 이용한 미술치료(美術治療, Color Therapy), 향기를 이용한 향기요법(香氣療法, Aroma Therapy)이 대표적인데 이들은 청각(聽覺), 시각(視覺), 후각(嗅覺)을 이용한 기술을 함께 병행하면 더욱 효과적이다. 원예치료(園藝治療, Horticultural Therapy)는 살아 있는 꽃과 기타 식물을 활용해 각종 질병을 치유하고 건강을 되찾게 하는 대체요법의 하나로 예를 들면 라벤더(Lavender)는 고혈압을 낮추어주고, 로즈마리(Rosemary)는 뇌 기능을 도와 집중력을 향상시키며 저혈압에 효과적이다.

얼굴의 피부관리를 중심으로 해서 전신관리, 발 관리, 손 관리, 탈모 등을 포함한 전문적인 관리를 에스테틱(Esthetic)이라 부르는데, 이는 불어(佛語)로 Esthetique, 영어로 Esthetic 혹은 Aesthetic라고 표기하며, "조화(調和)", "미학(美學)"이란 의미가 있다.

인체의 기능과 생리에 바탕을 두고 화학적인 방법과 물리적인 방법을 과학적으로 동원하여 여러 가지 미용적인 시술을 행하기 때문에 에스테틱을 과학(科學, Science)이라 볼 수 있다. 또한, 에스테틱은 각자의 피부에 적합한 방법을 찾아낸 후 디자인해서 다양한 방법으로 시술을 행하기 때문에 예술(藝術, Art)이라고도 말할 수 있는 것이다. 그러므로 에스테틱에는 해부생리학을 비롯해서 영양학 등과 같은 과학적인 지식은 물론 색채학, 음악, 미학 등에 관한 예술적인 지식을 폭넓게 필요로 한다.

3. 해부학과 마사지

마사지(Massage)의 어원은 그리스어의 "마소(Masso)"에서 나온 말로, 마사지는 신체조직의 기능회복과 함께 건강을 지속시키기 위해 행해진다. 마사지를 하기 위해서는 인체에 대한 구성을 알아야하고 올바른 손놀림(Manipulation), 즉 손가락 이용방법을 습득해야 한다. 마사지는 심리적으로나 신체적으로 효과가 나타나기 때문에 피부관리 시 거의 필수적으로 행해진다. 피부관리실에서 다양한 마사지 테크닉이 사용되며, 이때 피부관리사는 고객의 피부 상태에 맞게 실시해야 한다. 마사지는 너무 오래하거나 강하게 힘을 주어하지 말아야 하며, 고객에게 효과를 줄 수 없을 때는 하지 않는 것이 좋다.

마사지의 주요 효과는 다음과 같다.
첫째, 혈액순환을 좋게 한다.
둘째, 모세혈관을 튼튼히 한다.
셋째, 피부의 기능과 피부호흡을 증가시킨다.
넷째, 피부의 온도를 높여 준다.
다섯째, 피로를 회복시키고 윤기 있는 피부로 해준다.

한편 피부관리사는 고객의 피부에 상처가 생기지 않도록 손톱을 짧게 해야 하며, 매니큐어 등을 손톱에 칠하지 말아야 한다.

또한 손의 온도는 손님의 체온에 맞추고 평소에 손을 부드럽게 관리하는 것이 중요하다.

마지막으로 관리 시에 마사지 크림이 눈, 코, 입에 들어가지 않도록 해야 한다. 마사지 시술의 포인트는 손을 최대한 밀착시키고, 대게 원을 그리며 곡선으로 마사지하고 동작이 연속되어야 하며 적절한 강약(리듬)이 있어야 한다.

마사지를 행할 때 주의사항으로는
첫째, 정상 피부의 경우 할선(割線)방향을 따라 한다.
둘째, 너무 오래하거나 지나친 자극은 금물이다.
셋째, 마사지 크림은 피부의 타입에 맞춰서 사용한다.

또 피부관리사의 손은 자동적으로 움직일 수 있도록 하여야 하고 마사지에서 요구되는 다양한 테크닉들을 잘 구사할 수 있도록 항상 손바닥에 마디가 생기지 않도록 한다. 또한 손가락이 잘 움직일 수 있도록 관리해야 한다. 손의 유연성을 잃지 않기 위해서는 손 운동을 지속적으로 꾸준히 해주는 것이 중요하다.

표 1-1. 마사지 테크닉의 종류와 주요 효과

마사지테크닉	효과	동작
경찰법 (Effleurage)	- 지각신경자극 - 피부휴식 - 모세혈관확장	- 손바닥과 손가락 끝의 도톰한 부분으로 길게, 일정한 속도로 천천히 쓰다듬는 동작. 이때 피부와의 접촉을 최대로 해야 한다. - 에플라지(Effleurage)는 영어로 "Flower-like(꽃과 같은)"라는 뜻으로 꽃향기를 맡을 때 편안한 기분에 비유해 피부에 안정감과 편안함을 준다는 의미이다. - 손가락과 손은 완전히 곧게 펴서 행하고 손을 가볍게 피부에 올려놓고 약간 힘을 준다. - 전체 마사지를 위한 분위기를 잡아주고, 고객의 피부를 손의 촉감으로 평가할 수 있도록 해야 한다.
강찰법 (Friction)	- 피부의 신진대사 촉진	- 피부의 하부까지 전달될 수 있도록 깊게 문질러 압력을 가한다. - 주름이 생기기 쉬운 곳에 부분 마사지를 할 경우에는 각 손가락이나 두 손가락으로 하되 손가락의 도톰한 부분을 이용하여 피부에 작은 원을 그린다.
유연법 (Petrissage, Kneading)	- 모공 속 노폐물 배출촉진 - 근육의 뭉침 완화	- 강하게 쥐었다가 가볍게 주무르는 동작으로, 엄지와 검지로 피하조직을 단단히 잡고 집어내는 듯한 방식으로 하되 천천히 손가락을 위쪽으로 미끄러지듯이 올린다.
진동법 (Vibration)	- 리프팅(Lifting) 효과 - 잔주름 예방	- 엄지를 뺀 네 손가락을 이용하여 빠르면서도 쓰다듬듯이 하며 양손을 번갈아가면서 행한다. - 목 아래에서 위쪽으로 쓸듯이 바이브레이션을 주어서 끌어 올린다. 목에 생기기 쉬운 가로 주름을 예방하는데 좋다.
고타법 (Patting, Tapotment)	- 혈행 촉진 - 탄력성 높임	- 한 손가락이나 두 손가락으로 피부를 빠르게 두드려주는 것으로서 얼굴의 양쪽에 교대로 실시한다. - 손바닥을 오목하게 모아 두드리면 경쾌한 소리가 난다. 따라서 이 방법을 컵핑(Cupping)이라 구분하여 부르기도 한다.
피아노 (Piano)	- 피부 탄력 및 유연성 높임	- 손가락의 도톰한 부분으로 피부를 가볍게 터치하는 것으로 마치 피아노를 치는 식으로 행한다.

4. 인체의 부위

인체에서 방향이나 위치를 표시할 때는 사람의 자세에 따라 위, 아래, 오른쪽, 왼쪽 등이 바뀌면 혼동이 생길 수 있으므로 해부학에서는 해부학적 자세를 기준으로 한다. 인체는 기본적으로 외형상 좌우대칭이다. 따라서 정중단면을 중심으로 오른쪽과 왼쪽으로 양분된다. 그러나 내부를 보면 대칭이 아니다. 심장은 왼쪽에 약간 치우쳐져 있지만 비장은 왼쪽에 많이 치우쳐져 있고, 대장이나 소장은 꾸불꾸불 굴곡을 이루고 있다.

인체는 몸통과 사지로 구분된다. 몸통은 몸을 이루는 근간이고 사지는 몸통에 딸려 있는 팔과 다리이다. 몸통과 사지는 그들 나름대로 기능과 역할이 다르다. 몸통은 그 내부에 내장은 물론 뇌, 척수 등 생명유지에 필요한 기관이 있다. 따라서 몸통이 다치게 되면 사람이 위험에 처하게 되지만, 사지는 손상을 입거나 절단되어도 생명에는 지장이 없다.

몸통은 머리(頭部, Head), 목(脛部, Neck), 가슴(胸部, Thorax), 배(腹部, Abdomen)의 4개 부분으로 나뉘어진다. 신체의 각 부분을 보면 머리의 두뇌를 덮고 있는 뼈를 두개골(頭蓋骨), 얼굴은 안면(顔面), 어깨는 견갑(肩胛), 젖통이는 유방(乳房), 궁둥이는 둔부(臀部), 발은 족(足), 갈비뼈는 늑골(肋骨), 콧구멍의 안쪽 빈곳은 비강(鼻腔)이라 부른다. 그리고 가슴 부분은 흉부(胸部), 넓적다리는 대퇴(大腿), 두 팔과 두 다리를 합쳐 사지(四肢)라 하는데, 이때 팔을 상지(上肢), 다리를 하지(下肢)라 한다. 또 머리의 앞쪽을 전두부(前頭部), 위쪽을 두정부(頭頂部), 측면을 측두부(側頭部), 뒤쪽(뒷통수)을 후두부(後頭部)라 부른다. 머리는 두부(頭部)라 칭한다.

제2장 인체의 기본 구조

1. 세포 정의

사람의 몸을 맨눈으로 보면 전체의 형태와 구조를 알 수 있다. 그러나 확대해서 보게 되면 인체는 세포(Cell)라는 기본 단위로 이루어져 있음을 알 수 있다. 우리가 사는 집을 멀리서 보면 건물 전체의 형태만 보이지만, 가까이에서 보면 건물이 벽, 창문, 출입문, 지붕 등으로 되어 있다. 사람의 몸도 건물과 같이 일정한 형태의 구조를 가지고 있고, 여러 부분으로 구성되어 있다. 인체의 구조를 좀 더 자세히 살펴보면 건물의 벽돌처럼 아주 작은 단위로 이루어져 있음을 알 수 있는데, 이것이 바로 세포인 것이다.

옛날 사람들은 맨눈으로 볼 수 없는 것은 이 세상에 존재하지 않는다고 믿었다. 그러나 1590년 네덜란드의 한 안경 상인에 의해 현미경이 발명된 이후, 눈에 보이지 않던 아주 작은 것까지 관찰이 가능하게 되었다. 그 후, 1665년 영국의 로버트 후크(Robert Hook)는 현미경을 통해 식물의 껍질이 벌집과 같이 수많은 작은 방들로 이루어져 있음을 발견하고, 이를 세포라 이름 지어 발표하였다. 이것이 최초의 세포발견이다.

사람의 몸은 60조개 내지는 100조개의 세포로 이루어져 있는데, 이들은 저마다 독특한 기능을 발휘하며 생명현상에 관여한다. 지구상에 생명체가 존재하지 않던 시절 생물의 탄생은 바다 속에서 시작되었으며 하나의 세포로 이루어진 생물인 단세포 생물이었다. 단세포 생물의 세포 안은 칼륨을 가득 채운 세포내액과 세포 밖의 세포외액으로 구성되어 있으며 세포외액으로 채워진 공간 안에 둘 이상의 세포가 생겨난 것이 다세포 생물이다. 따라서 생명체는 세포내액과 세포외액으로 채워져 있다. 만약 바닷물을 마시면 어떻게 될까? 염분농도가 3배 높은 바닷물이 세포외액으로 들어오면 세포내액이 밖으로 빠져 나와 더욱 갈증이 심해진다. 즉, 탈수 현상이 더 심하게 일어난다.

사람의 몸을 구성하는 세포들은 살아있는 생명의 기본 단위이다. 세포는 종류에 따라 외형이나 크기가 각양각색이다. 세포의 모양은 대개 표면장력(表面張力)에 의하여 물방울처럼 둥근 것이 대부분이나 기능 분화에 따라 하는 일에 알맞도록 변화된 것도 있다. 이를테면 신경세포는 1m 이상으로 매우 길며, 적혈구 세포는 핵이 없어 원반 모양으로 되어 있다.

그림 2-1. 세포의 여러 가지 모양

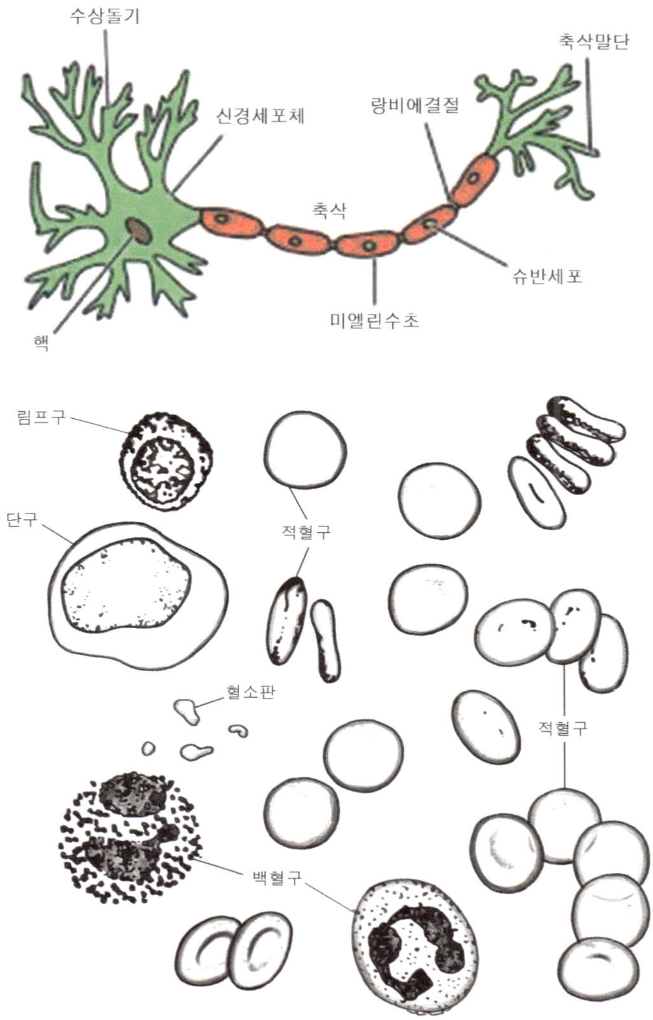

2. 세포의 구조

세포는 세포막, 세포질, 핵의 세부분으로 이루어져 있다. 세포막은 세포를 둘러싸고 있는 아주 얇은 막(膜)인데 물질의 선택적인 출입이 가능하다. 이는 어떤 신호를 전달하는 정보전달의 매개체로 중요한 역할을 한다. 세포질은 에너지의 생성과 세포성장에 역할을 하며, 세포를 이동시키고 세포의 모양을 변하게 해준다.

1) 세포막

모든 세포들을 물리적으로 둘러싸고 있는 세포막(일명, 원형질막)은 세포를 외부 환경과 분리시켜 세포를 하나의 독특한 단위로 존재하게 한다. 세포 안팎으로의 물질 수송을 조절함으로써 내부 환경에서 생명이 유지될 수 있도록 도와준다. 정상적인 생명활동에 필요한 많은 화학반응을 수행하기 위해서, 세포는 항상 일정한 내부 환경을 유지해야 한다. 세포막 연구의 흥미로운 분야 중 하나는 막 단백질에 집중되어 있다. 원형질막과 연관된 많은 단백질은 효소이다. 그 외 단백질은 물질의 수송이나 정보전달의 기능을 한다. 세포부착분자(Cell Adhesion Molecule)라고 알려진 어떤 단백질은 세포를 다른 세포와 연결하여 조직을 형성하는데 있어서 중요한 역할을 한다. 많은 연구자들은 막 단백질이 건강과 질병에 있어 어떠한 기능을 수행하는지 연구하고 있다. 예를 들어 카드헤린(Cadherin)은 사람 피부를 구성하는 상피세포의 구조를 유지하는데 중요한 역할을 한다. 이러한 막 단백질의 결핍은 어떤 종류의 악성 종양의 침입과 관련이 있다. 어떤 카드헤린은 초기 배아에서 세포가 부착하는 방법을 조절해준다.

세포막은 인지질 이중층으로 되어 있으며, 인지질의 머리 부분은 인산으로 되어 있어 극성을 띠며 친수성이다. 꼬리부분은 지방산 사슬이 붙어 비극성이며 소수성의 성질을 가진다. 인지질층이 이중으로 배열하여 세포막을 이루며 안쪽에 비극성 지방산 사슬이 꼬리를 맞대어 배열되어 있고 바깥으로 친수성인 인산기의 머리 부분이 존재한다. 인지질 이중층에는 막 단백질이 여러 가지 모양으로 부착되어 있다. 즉 인산부분은 친수성으로 외곽의 물과 맞닿아 있으며 지질은 소수성 꼬리부분으로 꼬리끼리 모여 있는 형태이다. 인지질 두 개의 층에는 단백질 분자가 존재하는데, 이는 세포막의 구조를 지탱하며 이중층을 통하여 수용성 물질들이 이동할 수 있는 통로 역할을 한다.

세포막은 세포 안으로 선택한 물질을 들여보내거나 세포 밖으로 내보내는 것으로 반투과성 또는 선택적 투과를 한다.

그림 2-2. 인지질 이중층

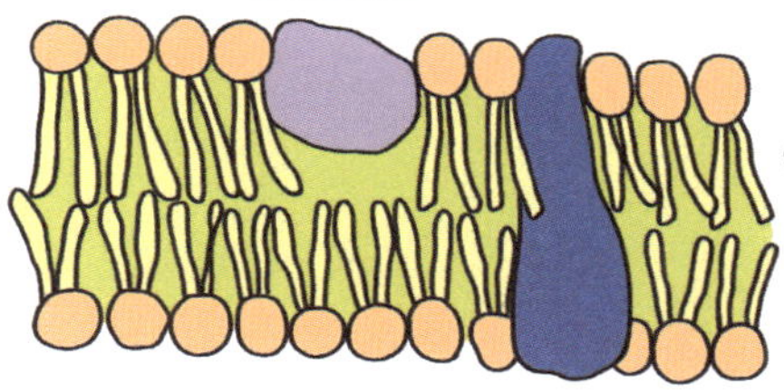

2) 세포

세포는 세포막, 세포핵, 세포질로 구성되어 있다. 세포핵은 세포전체를 통제하는 기관으로 핵은 핵막으로 구분되어지며 핵막은 구멍을 가지고 있어 핵과 세포질 사이의 물질이 이동할 수 있게 된다. 세포질은 영양소가 함유된 물이 대부분이지만 이외에 많은 세포기관들이 포함되어 있다. 세포질 안에 존재하는 세포기관에는 미토콘드리아, 리보솜, 골지체, 리소좀, 세포골격, 중심소체가 존재한다.

미토콘드리아(Mitochondria)는 실 같은 물질로 가득차 있는 알갱이 모양을 하고 있어 그리스어로 실을 의미하는 'Mito'와 알갱이를 의미하는 'Chondrion'에서 유래 되었다. 얇고 작은 세포기관으로 세포의 대사에 관여하며 대사가 활발할수록 미토콘드리아의 수는 증가하며 바깥층은 매끈하고 안쪽은 많은 주름으로 접힌 내막으로 이루어져 있다. 이 접혀 있는 내막을 크리스테(Cristae)라 한다. 아데노신삼인산(ATP)의 생성에 관여하는 효소들은 크리스테의 주름에 따라 위치한다. 즉, 크레스테에 존재하는 효소들의 도움으로 미토콘드리아는 세포 에너지인 ATP를 합성하게 되는 것이다.

리보솜(Ribosome, 일명 '리보소체')은 세포질의 세포기관 중 단백질을 합성에 관여한다. 리보솜의 일부는 세포질 내에 있는 막들의 연결망에 붙어 존재하며 나머지는 세포질 내에 자유로이 존재한다. 이 연결망은 길고 주름진 막으로 물질이 이동하는 통로의 역할을 하며 리보솜이 부착되어 거친 표면을 가진 조면 세망과 리보솜이 미 부착되어 매끈한 활면 세망으로 구분된다. 조면 세망을 따라 합성된 단백질은 골지체로 이동하며 활면 세망은 스테로이드의 합성 및 지질 합성에 관여한다.

골지체(Golgi Body, 일명 '골지장치')는 리보솜에서 합성된 단백질을 마지막 마무리 하는 곳으로 단백질을 보관하며 세포 밖으로 내보낼 준비를 하는 곳이다.

리소좀(Lysosome)은 가수분해 효소를 많이 함유하고 있어 세포내 노폐물과 찌꺼기를 처리는 하는 곳이다.

세포골격(Cytoskeleton)은 미세섬유와 미소관으로 구성되어 세포의 모양과 형태를 유지하며 세포의 이동을 도와주는 기능을 가진다.

중심소체(Centrosome)는 핵 가까이에 2개가 인접하여 존재하며 세포 분열에 관여한다. 즉, 세포가 분열할 때 중심소체는 2개가 분리되어 핵을 중심으로 서로 반대방향으로 이동하며, 방추를 형성하여 염색체가 분열하면 이들 중심소체가 양쪽으로 끌어 당기는 역할을 한다.

표 2-1. 세포소기관의 종류와 기능

분류	기능
미토콘드리아	이중막으로 싸인 내강기관
소포체	주머니 모양의 구조물, 리보솜에서 아미노산이 사슬 모양으로 연결되어 단백질이 만들어지면 소포체 내강으로 깊숙이 그 아미노산 사슬이 뻗어 나감, 활면 소포체는 기본적으로는 단백질과 지질의 합성에 관겨함
골지체 (골지장치)	단백질의 전구체를 절단하여 당을 부가 지방으로 농축해서 각각 성숙형으로 바꾸어 세포막으로 운반(단백질의 성숙 이동)
리소좀	각종 효소를 포함하고 있는 소포(小胞)모양의 기관 이물질, 노폐물, 죽은 세포 등을 소화하는 기능(휴지통)
리보솜	단백질의 합성

그림 2-3. 세포구조

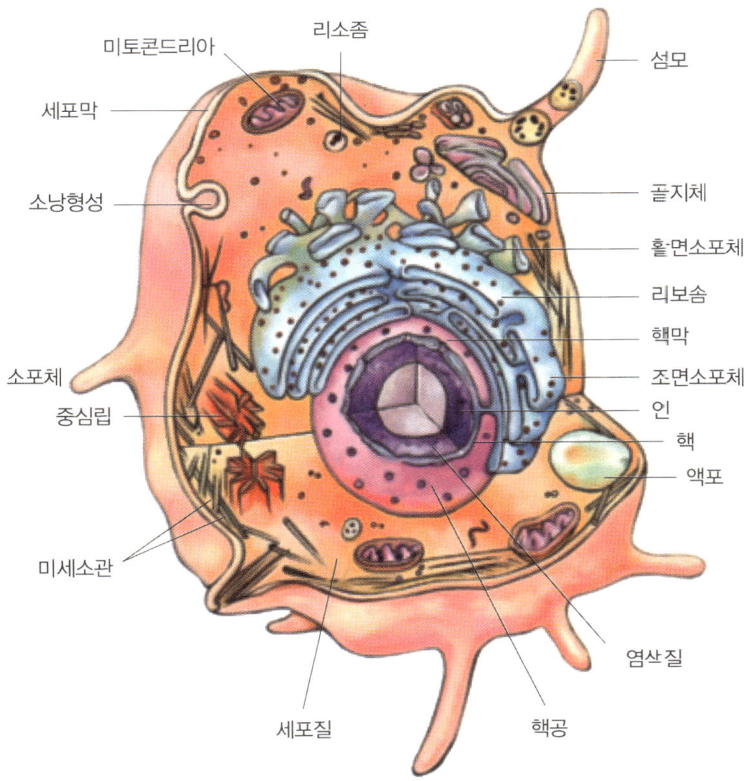

핵은 세포질 내에 갇혀 있고 특수한 막으로 둘러싸여 있다. 핵막이라 하며 안팎의 두 단위막으로 되어 있고 구멍이 여러 개 존재하는데 이를 핵공이라 한다. 핵공은 핵과 세포질의 물질교환이 이루어지는 곳이다. 핵 안에는 유전자를 포함하고 있는 염색체(染色體)가 있다. 각 세포의 염색체 쌍은 유전자(遺傳子)라는 정보를 통해 세포가 어떤 단백질을 만들 것인지를 결정한다. 즉, 유전자는 DNA로 이루어져 있으므로 DNA의 배열상태에 따라 각기 다른 기능과 종류의 단백질이 만들어지는 것이다. 즉, DNA의 정보에 따라 RNA가 각각에 해당하는 아미노산을 배열하고 결합하여 필요한 단백질을 만들어낸다.

세포는 원핵세포와 진핵세포로 나뉘어지는데, 이 중 원핵세포(Prokaryotic Cell)는 '원시 핵세포'라는 의미로 진화가 덜 되어진 생물이 가지고 있다. 진핵세포(Eukaryotic Cell)는 진짜 핵을 가진 세포의 의미로 진화가 되어 핵을 따로 가지고 있는 세포이다. 즉, 원핵세포는 DNA를 싸고 있는 핵막이 존재하지 않으며 진핵세포는 핵막을 가지고 있어 핵 안에 DNA를 가지고 있는 세포이다. 또한 원핵세포는 세포소 기관이 존재하지 않으며 진핵 세포는 세포소기관이 존재한다.

원핵세포와 진핵세포는 세포로 이루어져 있으며, 핵산과 리보좀을 갖는 공통점을 가지나 핵막과 세포소기관의 유무로 구분할 수 있다.

표 2-2. 원핵세포와 진핵세포의 일반적 차이점

특징/구분	원핵세포	진핵세포
1. 생물 종류	원핵 생물 (세균류, 남조류 등)	진핵 생물 원생생물(편모류, 섬모류, 위족류, 포자류, 점균류 등) 및 조류, 균류, 식물, 동물
2. 핵막 유무	없음	있음
3. 상대적 크기	1	약 1000
4. 세포 기관	리보좀 외 없음	세포 소기관 발달
5. 영양 방법	독립 영양, (광합성, 화학합성)	대부분 종속 영양
6. 운동 기관	미발달	편모, 섬모, 위족 등 발달
7. 세포 형태	단세포	단세포, 세포 군체, 다세포
8. 진화 정도	하등	고등
9. 감수 분열	없음	있음

3. 세포의 관찰

세포의 구조를 연구하는데 가장 중요한 도구 중의 하나는 현미경이다. 대부분 사용하는 광학현미경(Light Microscope)은 양쪽 끝에 유리렌즈가 부착된 관으로 되어 있다. 작은 물체를 얼마나 선명하게 보여주느냐를 결정짓는 현미경의 특성은 확대와 해상도이다. 확대는 물체의 실제 크기에 대한 현미경을 보는 상의 크기의 비율이다. 현미경의 최대 배율은 1000배까지 가능하다. 해상도(Resolution)는 상을 섬세히 분별할 줄 아는 능력이다. 해상도는 렌즈의 질과 조명하는 빛의 파장에 의존한다. 광학현미경에 쓰이는 가시광선은 400~800nm로 이것으로는 1 마이크론 정도의 크기인 박테리아를 관찰할 수 없다. 형광 현미경(Fluorescence Microscope)은 세포 내부의 특정한 분자의 위치를 알아내는데 사용된다. 형광 염색은 하나의 파장에서 빛 에너지를 흡수하고 더 긴 파장의 빛 에너지 중 일부를 방출하는 분자로 이루어진다. 몇몇 형광 염색은 인체의 내부 방어에 중요한 물질인 항체에 화학적으로 결합한다. 항체는 세포 내에서 특별한 부위에 결합할 수 있다. 성능 좋은 레이저를 광원으로 하여 최근 공초점 형광현미경(Confocal Fluorescence Microscope)의 발전이 가능하게 하였고, 이는 형광염색에 의해 표지된 구조의 해상도를 크게 향상 시켰다.

그림 2-4. 광학현미경을 통한 세포의 관찰

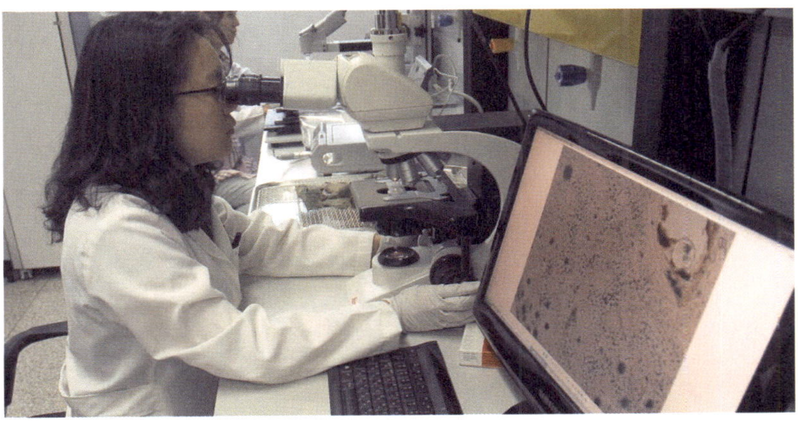

4. 세포막 이동

막이 어떤 주어진 물질을 통과시키면 투과성이 있다고 하고, 그렇지 않으면 비투과성이라고 한다. 세포막은 선택적 투과성막(Selectively Permeable Membrane)이다. 일반적으로 생체막은 이중층 내부의 소수성 부위를 통과할 수 있는 작은 분자와 지용성 물질이 가장 투과성이 크다. 지질 이중층의 내부는 소수성이기 때문에, 생체막은 대부분의 극성 분자들에 대해서는 장벽이 된다. 다양한 환경 조건이나 세포의 필요에 반응하기 위해서, 막은 어떤 때는 특정한 물질에 대해서 장벽이 되고 또 어떤 때는 그것의 수송을 능동적으로 촉진하게 된다. 물 분자는 비록 극성이지만 지질 이중층을 빠르게 통과한다. 물 분자는 지방산 사슬의 일시적인 운동으로 인해 생성되는 작은 틈을 통과할 만큼 충분히 작다. 아래의 물질들도 역시 지질 이중층을 빠르게 통과한다. 산소, 이산화탄소, 질소 같은 기체분자, 글리세롤 같은 작은 극성 분자, 그리고 탄화수소 같은 비극성 분자, 포도당과 같은 극성 분자와 어느 정도 크기를 가진 전하를 띠고 있는 이온들은 천천히 막을 통과한다.

이중층은 이온에 대해서는 비교적 비투과정이지만, 세포는 아미노산, 당, 그 밖의 다른 수용성 분자뿐만 아니라 이온들을 통과시켜야 한다. 그러한 물질들에 대한 막 투과성은 일차적으로 특정한 막수송 단백질(Membrane Transport Protein)의 활동으로 인해 가능하다. 일부 이온과 분자는 확산과 같은 수동적인 과정을 통해 막을 통과해서 이동한다. 수동수송은 능동수송과 달리 세포가 대사 에너지를 사용할 필요가 없도록 한다.

어떤 물질들은 단순 확산에 의해 세포 안팎을 통과하고 세포내에서 이동한다. 모든 원자나 분자는 절대 0도(0 K, −273℃) 이상의 온도에서 운동에너지를 가지고 있다. 물질은 그것을 구성하는 입자들의 운동의 자유도에 따라 고체, 액체, 기체로 존재한다. 고체 입자들은 빽빽하게 꽉 채워져 있으며 입자들 사이의 인력은 진동은 하게 하지만,

돌아다니지는 못하게 한다. 액체 상태에서 입자는 좀 더 멀리 떨어져 있다. 분자 간 인력은 좀 더 약해지고 입자는 상당한 자유를 가지고 돌아다닌다. 기체 상태의 입자들은 아주 멀리 떨어져 분자 간 인력이 무시될 정도이다. 만약 입자들이 균일하게 분포되어 있지 않다면 농도의 차이가 발생된다. 이러한 차이는 농도기울기(Concentration Gradient)를 만들게 된다.

확산은 입자들의 운동성에 의해 결정되는데, 이것은 입자들의 크기, 모양, 전하, 온도 등에 의해 결정된다는 것을 의미한다. 온도가 올라갈수록, 입자들은 더 빨리 움직이며 확산 또한 증가한다. 만약 입자들이 시스템 내에 더해지거나 제거되지 않는다면, 시스템 내에서 순수한 변화가 없는 상태인 평형상태(Equilibrium State)에 궁극적으로 이르게 된다. 이런 평형상태에서는 입자들이 균등하게 분포되어진다. 살아있는 유기체 내에서는 평형상태에 도달하는 일이 없다. 예를 들어, 이산화탄소는 당과 다른 분자들이 호흡을 통해 대사되는 것처럼 세포내에서 끊임없이 생성된다. 이산화탄소는 원형질막을 통해 쉽게 확산되지만 바로 혈액에 의해 재빨리 제거된다. 이로 인해 이산화탄소가 세포로 다시 들어갈 수 있는 기회가 제한되고, 그로인해 이산화탄소 분자에 대한 급격한 농도기울기가 항상 원형질막을 통해 존재한다.

삼투현상(Osmosis)은 선택적 투과성막을 통해 고농도 부위에서 저농도 부위로 물(생체내에서 주요 용매)의 순 이동을 의미하는 확산의 특이한 종류이다. 물 분자는 다른 종류의 확산에서처럼 양방향으로 자유롭게 이동할 수 있지만 용질분자는 통과할 수 없다.

U관 실험에서 용질과 물이 든 쪽에 피스톤을 넣고 그 쪽에서 액체가 올라가는 것을 압력을 통해 삼투압을 측정할 수 있다. 고농도의 용액이 한쪽에 있을 때 높은 삼투압을 나타낸다. 반대로 농도 차이가 적으면 낮은 삼투압을 가진다.

염, 당, 그 밖의 다른 물질들은 모두 모든 세포의 액체 부분에 용해되어 진다. 이러한 용질은 세포질에 특정한 삼투압을 주게 된다. 세포가 정확하게 세포와 같은 삼투압을 가지는 요액에 놓아졌을 때, 세포의 안팎 어떤 쪽으로도 물 분자의 순 이동은 일어나지 않는다. 용질의 농도와 세포내 액체의 농도가 같은 용액을 등장액(Isotonic Solution)이라 한다. 정상상태에서는, 혈장(혈액을 구성하는 용액)과 다른 체액들은 세포에 대해 등장액이다. 사람의 적혈구 세포는 0.9% NaCl 용액에 놓이게 되면 수축하지도 팽창하지도 않는다.

만약 주변의 용액이 세포내의 농도보다도 높은 용질 농도를 가지게 된다면, 그것은 세포보다 높은 삼투압을 가지게 되고 세포에 대해 고장액(Hypertonic Solution)이라고 한다. 고장액에서는 세포는 물을 잃어버리면서 수축하게 된다. 만일 주변 용액이 세포가 가진 용해된 물질보다도 더 적은 양을 가지게 된다면, 낮은 삼투압을 가지게 되고 세포에 대해 저장액(Hypotonic Solution)이라고 한다. 저장액에 적혈구를 담그게 되면 세포는 물을 흡수하여 결국 터지게 된다.

세포는 포도당이나 아미노산 같은 필수 극성 영양분자들을 끊임없이 필요로 한다. 원형질막의 지질 이중층은 대부분 큰 극성분자들에 대해 비교적 비투과성이다. 이것은 세포가 다양한 반응을 수행하는데 있어서는 이점을 준다. 물질대사에 필요한 대부분 혼합물은 극성이며, 원형질막의 비투과성은 이들이 확산에 의해 유실되는 것을 막는다.

막을 통해 이온과 영양분을 수송하는 채널 단백질의 시스템은 분명히 세포의 기원에 있어서 초기에 진화하였다. 막내에 위치한 단백질에 의한 용질의 이동은 운반체-매개 수송(Carrier-Mediated Transport)이라 한다. 운반체-매개 수송의 두 가지 형태인 촉진 확산과 운반체-매개 능동수송은 그들의 능력과 에너지 지원에 따라 달라진다.

촉진확산(Facilitated Diffusion)이라 알려진 수송 형태에서 막은 특정한 운반체 단백질에 대해 투과성을 가지게 한다. 예를 들어, 포도당투과효소(Glucose Permease)는 적혈구 속으로 포도당을 수송시키는 막관통 운반체 단백질이다. 적혈구는 들어오는 포도당 분자에 인산기를 바로 붙여서 포도당의 내부 농도를 낮게 유지하는데, 이러한 과정은 포도당을 많은 전하를 가지는 포도당-인산으로 변형시켜 막을 통해 되돌아갈 수 없도록 한다. 포도당-인산은 다른 분자이기 때문에 포도당 농도 기울기에 영향을 미치지 않는다. 이렇게 포도당에 대한 큰 농도 기울기는 계속적으로 유지되고, 포도당은 세포 속으로 재빨리 확산되어 바로 인산기를 가진 형태로 바뀐다.

어떤 물질이 확산에 의해 적절한 양이 수송되더라도, 세포는 종종 기울기에 역행하여 용질을 수송해야할 필요가 있다. 세포는 세포 내부의 농도를 세포 외부보다 높게 유지하기 위하여 많은 물질을 필요로 한다. 운반체-매개 능동수송(Carrier-Mediated Active Transport) 기작은 이러한 분자들을 세포막을 통해 이동시킨다. 이러한 능동수송은 입자들을 낮은 농도에서 높은 농도쪽으로-농도 기울기에 역행하여-펌프 되어야 할 필요가 있기 때문에, 수송에는 반드시 ATP와 같은 에너지원이 짝지어져야만 한다.

능동 수송기작의 가장 인상적인 예시 중의 하나는 모든 생물체의 세포에서 발견되는 나트륨-칼륨 펌프(Sodium-Potassium Pump)이다. 이러한 펌프는 세포 내의 나트륨 이온과 세포 밖의 칼륨 이온을 교환하기 위해 ATP 형태의 에너지를 사용하는 원형질막에 있는 특정한 단백질 그룹이다. 단지 3개의 나트륨 이온이 밖으로 나갈 때마다 보통 2개의 칼륨 이온이 들어오게 되는 불균등한 교환이 일어난다. 이와 같은 특정한 농도 기울기는 이온을 포함하기 때문에 전기적 전위(전하의 분리)가 막을 가로질러 발생하게 되고, 우리는 그러한 막을 극성을 띤다고 한다. 나트륨과 칼륨 이온은 둘 다 양으로 하전되어 있으나, 세포 밖의 나트륨 이온보다 세포안의 칼륨 이온이 더 적기 때문에 세포 내부는 외부에 비해 음전하를 띠게 된다. 이온의 불균등 분포는 전기적 기울기(Electric Gradient)를 만들어서 원형질막을 통해 이온의 이동시킨다. 나트륨-칼륨 펌프는 원형질막을 통해 전하의 분리를 유지하도록 도와준다. 원형질막을 통한 전하의 분리는 막전위(Membrane Potential)라고도 한다. 막의 양쪽 면 위에는 전기적 전하의 차이와 농도 차이가 생기기 때문에 이런 차이를 전기화학적기울기(Electrochemical Gradient)라 한다. 그런 기울기는 에너지를 저장하여(마치 물이 댐에 저장되어 있는 것처럼) 다른 수송시스템을 작동할 때 사용된다. 이런 펌프에 의해 생성되는 전기화학적 기울기는 매우 중요하며, 어떤 세포(신경세포와 같은)는 이런 하나의 수송 시스템을 가동하기 위해 전체 에너지의 70%를 소비한다.

요약하면, 확산과 능동수송 둘 다 에너지를 필요로 한다. 확산을 위한 에너지는 수송되는 물질을 위한 농도기울기에 의해 제공된다. 능동수송은 일반적으로 더 직접적으로 대사 에너지의 소비를 필요로 한다. 이온은 단순 확산에 의해 이중층을 통과할 수 없기 때문에, 모든 세포의 막에는 다양한 이온채널을 가지고 있다. 막을 통한 이온의 흐름은 전하 차이 또는 전기 기울기를 형성할 수 있다. 만약 세포가 충분히 크다면, 이런 전하 차이(일반적으로 mV로 나타낸다)를 전압계에 두 개의 미세전극을 연결하여 측정할 수 있을 것이다. 미세전극의 하나를 세포 안쪽에 삽입하고, 다른 하나는 원형질막의 바로 바깥에 위치하도록 한다면 전류의 흐름을 측정할 수 있을 것이다.

5. 세포 분열

1) 염색체

인간은 오직 사람의 아이만을 탄생시키고 원숭이나 토끼를 만들지 않는다. 생명체의 증식은 상호간 정보전달을 수반하며, 이 정보전달의 본체는 왓슨과 클릭에 의해 DNA임이 밝혀졌다. 즉, DNA에 의해 한 세대에서 다음 세대로 정보가 전달된다. 왓슨(James Watson)과 클릭(Fransis Click)의 연구는 DNA로 알려진 유전물질의 단위인 유전자의 암호를 이해할 수 있게 하였다. DNA는 생명체에 필요한 단백질을 만드는 암호를 가지고 있다. 단백질은 인체에 필요한 모든 구조와 기능을 결정하는 중요한 물질이다. 어떤 단백질은 세포 내에서나 세포 사이에 정보를 교환하는데 중요한 작용을 한다. 세포의 표면에 존재하는 어떤 단백질은 표지의 역할을 하여 다른 세포가 그것을 인지하게 한다. 또 다른 세포의 단백질은 화학적인 유전 정보 전달물질과 결합하여 수용체의 역할을 한다. 세포는 상호간에 정보전달을 하기 위해 단백질과 많은 다른 종류의 이온과 분자를 사용한다. 호르몬은 생물의 한 부위에서 다른 부위로 정보를 전달하는 화학적 정보전달자 기능을 하는 분자이다. 호르몬은 세포에게 어떤 단백질이나 다른 물질을 생산하고 분비하도록 신호를 일으킬 수 있다. 또한 인체는 정보를 전달하기 위해 전기적 신호를 이용한다. 즉, 전기적 자극과 신경전달물질(Neurotransmitter)로 알려진 화학물질의 두 가지 방법으로 정보를 전달하는 신경계를 통해 각종 정보를 전달하고 있다.

다세포 생물의 세포분열이란 생장과 생식을 의미하지만, 단세포 생물은 세포 1개가 생물체이므로 단세포 생물의 세포분열은 개체의 증식을 의미한다.

생물체의 모든 부분은 세포로 이루어져 있기 때문에 세포는 매우 중요하다. 세포가 성장을 하는데 부피가 너무 커져버리면 물질의 출입과 핵의 세포통제가 어려워지기 때문에 세포분열을 통해서 세포의 크기를 조절한다. 핵 속에 존재하는 염색체는 세포의 구조와 기능을 조절하는 유전정보를 담고 있는 것으로 분열하지 않는 동안은 염색사로 존재한다. 유전정보를 가진 유전물질인 DNA는 뉴클레오티드(Nucleotide)라는 단위체로 이루어진 고분자로 쭉 펼쳐보면 엄청나게 길 것이다. 따라서 DNA는 히스톤(Histone) 이라는 단백질에 의해 둘러싸여져 뭉쳐진 모양(실이 감겨진 실패와 같은)을 하고 있다. 이때 히스톤 단백질을 DNA가 한 바퀴 반을 감은 단위체를 뉴클레오좀(Nucleosome)이라 한다. 이 뉴클레오좀은 DNA를 저장하는 가장 작은 단위이다. 이 뉴클레오좀이 모여서 형성되는 것이 염색질이고, 이 염색질들이 다발처럼 묶여서 염색체가 만들어진다. 이 염색체는 두 가닥으로 갈라진 구조를 하고 있다.

염색체에는 상동염색체, 상염색체, 성염색체가 있다. 상동염색체란 크기와 모양이 같은 한 쌍의 염색체로 하나는 어머니 다른 하나는 아버지로부터 물려받은 것으로, 대립 유전자(우열)가 존재한다. 상염색체는 X, Y 즉, 성염색체를 제외한 보통의 염색체로 사람은 44개가 존재한다. 성염색체는 성(남, 여)을 결정하는 염색체로 성에 따라 각기 다른 성염색체를 가진다. 성이 결정하는 염색체는 여성은 X 하나지만 남성은 XY 두 가지로, 인간의 성 결정은 남성이 한다. 즉, 여자는 44+XX이고, 남자는 44+XY이다.

2) 세포 분열의 과정

(1) 세포주기

세포는 하나의 분열을 완료한 후 일정기간 쉬었다가 다시 세포분열을 시작한다. 이때, 세포분열 후 다시 세포분열을 할 때까지의 일정한 휴식기간을 간기(Interphase)라 부른다. 간기란 세포분열을 하지 않는 시기로 전체 세포주기 중 90%이며, 물질대사가 가장 활발하며 염색사의 형태로 성장을 하는 시기이다. 간기는 합성전기(G1기, G1 phase), 합성기(S기, S phase), 합성후기(G2기, G2 phase)로 나뉘어진다. G1기는 세포 성장기로 세포 내 소기관과 성장에 필요한 단백질을 합성하며, S기는 DNA를 두 배로 합성(복제)하는 시기로, 두 개의 염색사를 형성한다. G2기는 세포분열 준비기로 세포분열에 필요한 물질을 합성한다.

분열기(M기)는 염색사가 염색체로 응축이 되어 핵과 세포질이 분열하는 시기이다. 시기별로 전기, 중기, 후기, 말기로 구분된다.

(2) 체세포 분열과 감수 분열

세포의 갯수만 증가하는 체세포 분열은 핵상(核相)의 변화가 없으며 모세포보다 딸세포의 수가 2배 증가한다. 체세포 분열의 과정을 보면 전기에는 염색사가 염색체로 응축되고 핵막과 인이 사라지며 방추사가 나타난다. 염색체는 두 개의 염색분체(染色分體, Chromatid)로 변하며 각 염색분체에는 동일한 DNA가 들어있다. 중기에는 염색체가 적도면에 배열하게 되고 방추사는 염색체의 동원체에 부착하게 된다. 후기에는 염색분체들이 분리되어 방추사에 의해 양극으로 끌려가게 되며 말기에는 염색체가 사라지고 핵막과 인이 다시 나타나 두 개의 딸핵을 형성하게 된다.

감수 분열은 생식세포를 만들기 위한 세포분열이다. 부모의 유전자가 모두 자손에게 전해질 경우 한 세대가 지날 때마다 유전자 개수가 두 배가 되므로, 생식세포가 만들어질 때는 체세포 분열과는 달리 딸세포(자손세포, Daughter Cell)에는 모세포가 가지고 있는 유전자의 절반만이 전해진다. 체세포 분열과 감수분열의 큰 차이점은 염색체 수의 차이로 체세포 분열 후 염색체의 수는 동일하나 감수 분열 후 염색체의 수는 절반으로 줄어든다.

우리 몸의 모든 세포는 수정란(受精卵)이라는 하나의 세포에서 만들어진다. 정자를 받아들인 난자가 수정란인데, 받을 수(受), 정자 정(精), 알 란(卵), 다시 말해서 정자를 받아들인 알이 바로 수정란이다. 새와 달리 사람의 알은 엄마의 자궁에서 자라다가 아기가 된다. 사람의 알세포(卵細胞)는 사람의 세포보다 열 배쯤 더 크다. 이 난세포를 보통 난자(卵子)라고 한다. 난자는 여자의 몸 속에서 한 달에 하나씩만 성숙한다.

처음 난자에는 23개의 염색체(染色體)가 들어있다. 그러다가 남자의 정자(精子)를 받아들이면 23쌍의 염색체를 가지게 된다. 정자 세포에도 23개의 염색체가 있기 때문이다. 이렇게 염색체는 짝을 이루어서 46개가 되어야만 완전한 하나의 세포가 되어 분열할 수 있다. 즉, 인간의 핵 속에 있는 46개의 염색체 가운데 23개는 아버지의 정자에서 온 것이고, 나머지 23개는 어머니의 난자에서 온 것임을 알 수 있다.

난소에서 방출된 난자는 난관(卵管)을 지나 자궁(子宮)으로 운반된다. 그 도중에 정소에서 방출되어 자궁을 헤엄쳐온 정자와 만나면 수정이 일어난다. 난소에서는 일정한 주기를 되풀이 하여 난모세포가 성숙한다. 난모세포는 주위가 난포 상피세포로 둘러싸여 난포(卵胞)를 형성하고 있다. 난포는 성숙하는 과정에서 서서히 커지다가, 마지막에는 난포 상피가 얇아져 터지고, 그 속의 난포세포가 밖으로 방출된다. 이것이 배란이다. 사람의 경우 배란(排卵) 주기는 약 28일에 1회이다.

그러니까 난자와 정자는 따로 혼자만 있으면 아무 소용이 없고, 합쳐져야만 한다. 이것이 분열하고 또 분열해서 우리 몸의 모든 세포를 이룬다. 그런데 쌍둥이에게는 두 가지의 경우가 있다. 하나의 수정란이 두 개로 나누어지는 일란성 쌍둥이에는 두 사람이 꼭 닮지만, 두 개의 난자가 각각 수정되어 함께 자란 경우인 이란성 쌍둥이에는 보통의 형제와 같은 정도의 차이가 난다.

하나의 세포가 둘로 분열할 때마다, 유전자 전부가 둘로 복제(複製)된다. 유전자(Gene)와 염색체(Chromosome)를 합쳐 게놈(Genome)이라 부르는데, 이것은 일부 세포에서만 작동한다. 다른 종류의 세포는 전체 게놈 중에서 각기 다른 것이 작동되는 것이다. 즉, 수정란에서 세포가 분열되어 세포의 수가 늘어나게 되면 외배엽(外胚葉, Exoderm), 중배엽(中胚葉, Mesoderm), 내배엽(內胚葉, Endoderm)으로 구분된다.

외배엽은 신경과 피부의 표피로, 중배엽은 결합조직(골격, 진피, 혈액)과 근육으로, 내배엽은 내분비기관(흉선, 갑상선 등)과 호흡기관(폐)으로 변하게 되고, 이들이 합쳐져서 몸을 이루게 되는 것이다.

6. 세포신호

1) 신호전달과정

세포신호(Cell Signaling)라는 용어는 세포들이 서로 통신하는 기작을 말한다. 가장 일반적으로, 세포들은 화학적 신호를 가지고 통신한다. 세포들이 어떤 분자를 분비함으로써 서로 신호를 전달하거나, 그렇지 않으면 하나의 세포위에 신호분자가 다른 세포위에 있는 수용체와 결합시켜서 전달한다. 사람의 정자에는 정자를 난자로 인도해주는 화학적 신호에 반응하는 수용체를 가지고 있다. 신호전달과정은 신호 분자들의 합성이 방출되어 표적 세포로 운반되어 지면 표적 세포가 정보를 수용하게 되어 신호를 전달하게 되면 세포 반응이 일어난다. 신호분자들은 신경전달물질(신경세포에 의해 생성되는), 호르몬, 또는 다른 조절 분자들이다. 그들은 이웃한 세포나 표적 세포들이서 어느 정도 떨어진 특수화된 조직에 의해서 합성될 수 있을 것이다. 이러한 분자들은 확산에 의하거나 순환계에 따라 표적 세포에 도달한다. 정보 수용은 전반적으로 표적 세포의 원형질막의 수용체 단백질에 의존한다. 신호전달물질은 수용체에 결합하는 리간드(Ligand)이다. 많은 조절분자들은 물리적으로 원형질막을 통과하지 않고 정보를 세포 내부로 전달한다. 그러한 신호 분자들은 정보를 전달하기 위하여 내재성 막 단백질과 상호작용하는 시스템에 의존한다. 신호전달계(Signal Transduction)는 세포가 세포외 신호를 변형시키고 증폭시켜서 세포내 신호로 만드는 과정이다. 단백질이 세포 신호경로에서 상호작용하는 경로는 이제 겨우 알아내기 시작했다. 우리는 세포들이 서로 어떻게 대화하는지에 관해서 많은 것을 배워야만 한다.

2) 세포의 에너지와 물질대사

활을 쏘는 사람이 활을 당길 때, 몸을 움직이게 하는 에너지인 운동에너지(Kinetic Energy)가 사용되고 일이 수행된다. 그 결과 활과 줄에 생긴 팽팽함은 저장된 에너지 또는 퍼텐셜에너지(Potential Energy)를 나타낸다. 퍼텐셜에너지는 어떤 상태에 의해 일을 할 수 있는 능력을 말한다. 줄을 놓게 되면, 퍼텐셜 에너지는 활을 움직이는 운동에너지로 전환되고 화살이 날아간다. 생명활동에 있어 화학결합에 저장되어 있는 화학에너지는 생명체에게 특히 중요하다. 예를 들어, 음식물 분자에 들어있는 화학에너지로부터 유래된 퍼텐셜에너지는 활 쏘는 사람의 근육을 통해 운동에너지로 전환된다.

3) 세포의 에너지 전달

세포들은 ATP로부터 인산기를 전달함으로써 에너지를 전달할 수 있다. 또한, 에너지는 전자들의 전달을 통해서도 전달될 수 있다. 산화란 어떤 물질이 전자를 잃는 화학 과정이고, 반면에 환원은 어떤 물질이 전자를 얻는 과정이다. 산화 반응 동안 방출되는 전자들은 살아 있는 세포내에서 자유로운 상태로 존재할 수 없기 때문에, 산화반응마다 환원반응이 동반되어야 한다. 이때, 전자들은 다른 원자, 이온, 또는 분자들에 의해 받아들여진다. 산화와 환원반응이 동시에 일어나기 때문에 흔히 산화-환원반응(Redox Reaction) 이라고 부른다. 산화되는 물질은 전자들을 방출하면서 에너지를 내놓게 되고, 환원되는 물질은 전자를 얻으면서 에너지를 받게 된다. 에너지 전달과 동등한 전자전달은 세포호흡 등 많은 화학반응에서 필수적인 부분이다. 예를 들면, 산화환원반응이 음식물 분자에 저장되어 있던 에너지를 방출하므로, ATP는 이 에너지를 이용하여 합성될 수 있다.

7. 세포의 발생

발생학적으로 사람 피부의 대부분은 외배엽에서 유래하며, 일부 구성세포와 기관은 중배엽에서 유래한다. 표피, 모낭, 피지선, 한선 등은 외배엽에서 유래하며, 멜라닌세포, 신경 및 감각 수용체는 신경 외배엽에서 유래한다. 기타 랑게르한스 세포, 대식 세포, 비만세포, 섬유아 세포, 혈관, 림프관, 근육 및 지방 세포는 중배엽에서 유래한다.

- **내배엽(Endoderm)** : 소화기 계통의 소화관 점막상피와 소화관 상피, 호흡기 점막 상피, 요로의 점막 상피, 이관, 인두, 갑상선 등으로 분화된다. 달걀의 난황 부분에 해당하는 것이라 볼 수 있다.

- **중배엽(Mesoderm)** : 골격(뼈), 평활근의 근육과 결합조직, 혈관과 혈액, 진피, 지방 세포, 심장, 림프관, 비장, 비뇨기 및 생식기, 장막 상피, 모유두 등은 초기 배아의 중간 부분인 중배엽에서 분화된다.
- **외배엽(Exoderm)** : 신경계에 따른 뇌, 피부의 표피, 모발, 손발톱, 피부선(한선, 피지선, 유선), 멜라닌 세포, 감각계 등은 초기 배아의 윗부분인 외배엽에서 발생한다.

우리가 신생아로 태어나기에 앞서 근본을 더듬어 가면 결국 단 하나의 세포에 이른다. 그것은 어머니의 몸 안에 존재하는 수정란이다. 사람의 몸은 하나의 수정란에서 분열하여 생긴 것으로, 세포의 분열은 그저 단순히 그 수를 증가시키기 위한 것만은 아니다. 하나의 수정란에는 최종적으로 약 270종의 서로 다른 기능을 가진 세포로 분화해간다. 세포는 분열해 나가는 과정에서 특수화되고, 서로 결합하여 조직을 만들며, 기관이 된다.

그림 2-5. 외배엽, 중배엽, 내배엽의 발전

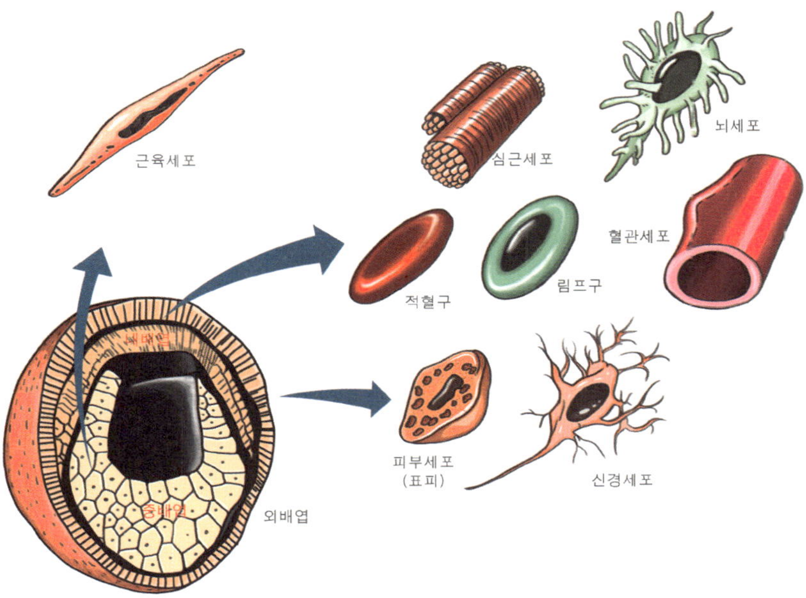

8. 줄기세포

인체 내 세포들의 기원이 되는 세포를 줄기세포(幹細胞, Stem Cell)라 하는데, 이는 적은 수로 존재하면서 인체의 생명활동에 필요한 각종 세포로 분화할 수 있는 만능세포이다. 다양한 종류의 세포로 "변신(變身)" 할 수 있는 줄기세포의 덕택에 피부의 표피는 재생이 가능한 것이다. 즉, 피부에 상처가 나면 일정기간 경과하면서 새로운 피부가 만들어지는데 이는 피부에 존재하는 줄기세포 덕분이다. 머리카락이 빠진 후 다시 나는 것 역시 줄기세포가 존재하기 때문에 가능한 것이다. 줄기세포는 분열을 계속할 수 있는 세포로 어느 정도 특수화가 진행되지만 최종에는 기능이나 형태에 이르지 않는 상태의 미분화된 세포이며, 살아있는 동안 분열할 수 있는 세포를 말한다. 이런 줄기세포가 골수나 눈의 망막, 신경 등 여러 조직이나 기관에서 차례로 발견되고 있다.

줄기세포는 분열함으로써 새로운 세포를 만들어내어 죽은 세포를 대신할 세포를 조직과 기관으로 공급한다. 예컨대 "때"가 되어 떨어져 나가는 피부의 표면이 사라지지 않는 것은 표피의 줄기세포 덕택이다. 줄기세포가 분열, 증식함으로써 표피의 세포들이 차츰 생기기 때문에 때를 아무리 많이 밀어도 표피는 닳아 없어지지 않는다.

수술로 환부를 절개하여 작아진 간이 그 후에 복원하는 데는 줄기세포가 관계하고 있다고 여겨진다. 사람의 경우 약간의 상처는 재생되지만 팔이나 다리가 절단되면 재생되지 않는다. 그러나 강바닥에 사는 1~2cm 크기의 플라나리아는 놀라운 재생력을 가지고 있다. 온 몸 구석구석에 재생을 유지할 수 있는 것이 바로 온 몸 구석구석까지 분포하는 "줄기세포"이다. 이 줄기세포는 온 몸의 모든 세포로 분화할 수 있는 능력이 있다. 온 몸에 분포하는 줄기세포는 자신이 지금 어디에 위치해 있는지를 새로운 위치 정보에 따라 고쳐 인식한다. 그리고 꼬리에 있는 줄기세포는 꼬리의 세포가 되는 등 그 위치에 따라 재생에 필요한 세포를 공급하는 것이다.

그림 2-6. 줄기세포 배양 개념도

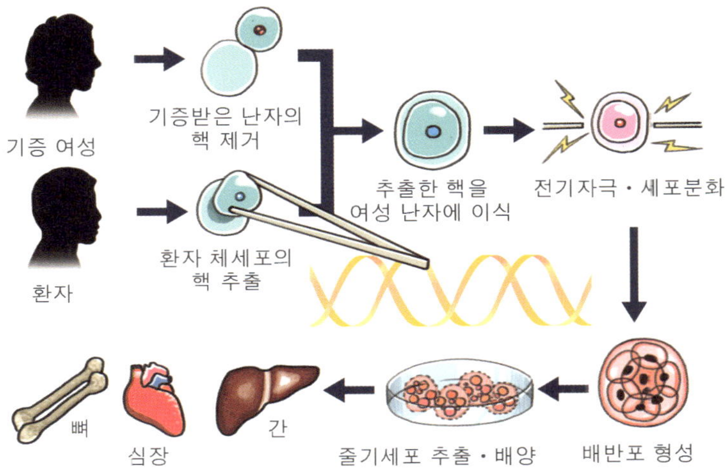

이미 분화가 끝난 경우에는 더 이상 줄기세포라고 부르지 않는다. 수정란이 분열하는 동안 중간에 줄기세포가 형성되지만 어느 정도 시기가 지나면 분화되어 특정 장기가 되며 그 이전 몇 일 정도 된 수정란의 경우만 각 세포들이 우리 몸 어떤 세포로도 분화할 수 있는 능력(Competence)이 있는 상태이므로 이 세포들을 배아줄기세포라고 한다. 일반적으로 배아줄기세포는 전능성(全能性)이 있어서 어떤 장기 혹은 세포로도 분화된다.

성체줄기세포는 말 그대로 성체에서 뽑아낸 줄기세포이다. 성체줄기세포의 경우 골수에서 떼어내는 경우가 많다. 혈액은 한 번 만들어진 것이 계속 존재하는게 아니라 조금씩 새로 만들어지고 파괴되는 과정을 반복한다. 이는 골수 세포들이 적혈구 혹은 백혈구를 지속적으로 만들어 내기 때문이다. 또한 골수의 세포들은 여러 가지로 분화가 가능하기 때문이다.

표 2-3. 성체줄기세포와 배아줄기세포의 차이

구분	배아줄기세포	성체줄기세포
공급원	수정란, 난자	체세포
획득의 용이성	어려움	혈액, 골수, 지방에서 얻음
세포체외 증식능력	증식무한대	충분한 양의 획득이 어려움
분화능	매우 탁월함	고연령층의 경우 세포 분화력이 떨어짐
윤리적 문제	있음	없음
기형 발생가능성	종양 발생 가능 있음	없음
환자적용유무	없음	다수
이식거부반응의 해결	어려움	유전자형의 일치 시 거부반응 없음
임상치료사례	없음	다수의 성공사례 있음

제3장 조직과 기관

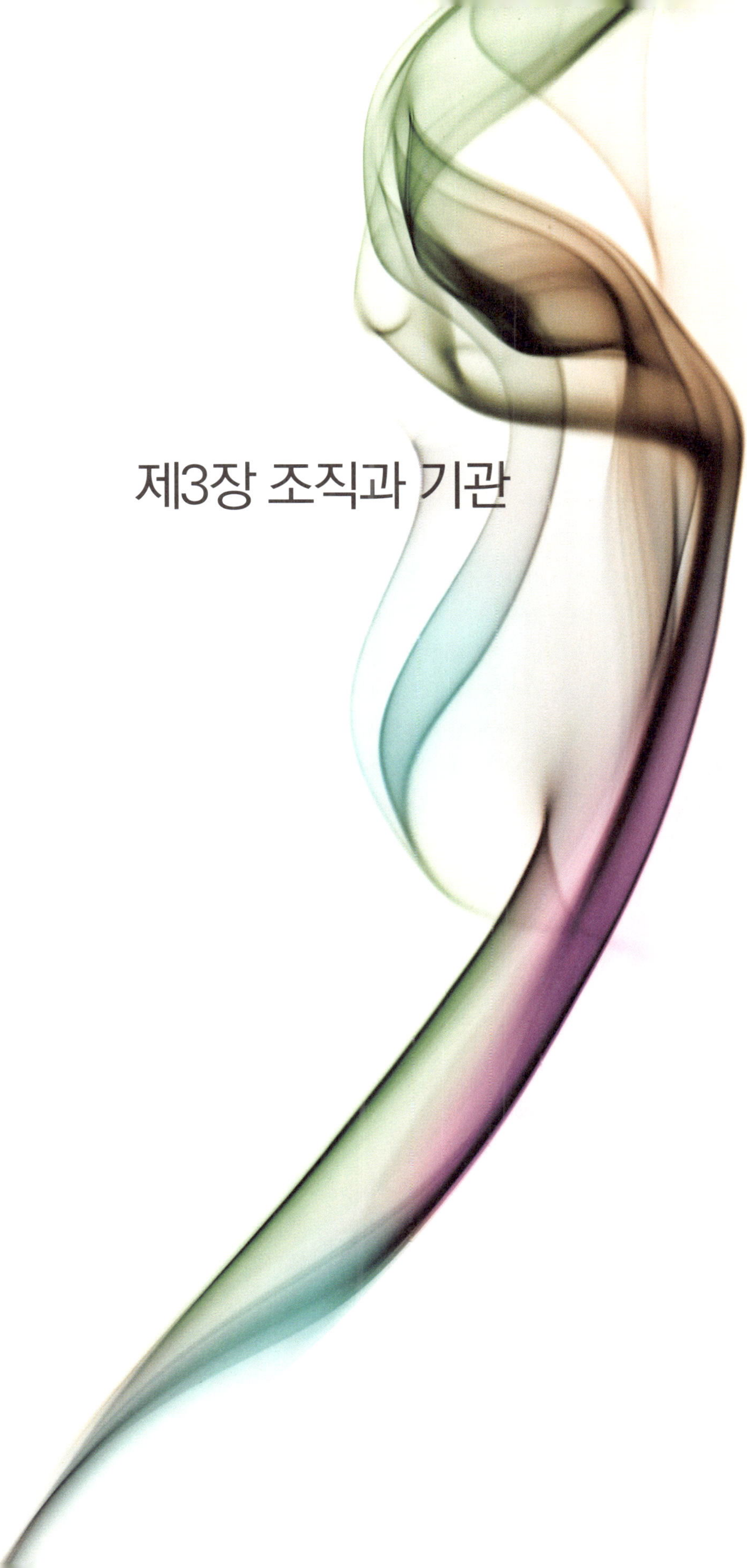

우리는 각자의 개성을 가지고 다른 사람들과 함께 모여 생활하고 있으며, 같은 일을 하는 사람들끼리 모여서 조직을 이루고, 조직이 모여 보다 큰 사회 집단인 기관을 이룬다. 우리의 몸도 마찬가지로 생각할 수 있다. 우리 몸을 구성하는 세포(細胞)들 중에서 같은 일을 하는 것끼리 모여 조직(組織)을 이루고, 이것들이 또 기관(器官)을 이루고 있는 것이다.

사람의 몸을 구성하는 조직은 크게 상피조직, 결합조직, 근육조직, 신경조직의 네 가지로 나눈다. 상피조직은 몸의 표면이나 여러 기관의 표면을 덮고 있는 조직이며, 결합조직은 여러 조직이나 기관을 상호 결합시키거나 지지해주는 조직이다.

사람의 몸을 살펴보면 세포는 크게 두 가지로 나눌 수 있는 어떤 공통점이 발견된다. 즉, 몸의 "표면"에 있는가 "안쪽"에 있는가 하는 것이다. 몸의 표면에 있는 세포는 몸의 안쪽을 "몸 밖"에서 침입하는 외적으로부터 자신을 지키기 위하여 서로 밀착하여 "상피"조직을 만들고 있다. 입과 위, 폐와 내면은 모두 하나로 이어져 몸의 "표면"과 연속되어 있다. 의외일지도 모르지만, 간과 신장의 안까지도 몸의 "표면"과 연속되어 있다. 즉, 체표와 같다는 것이다. 한편, 근육이나 뼈, 혈관은 몸 밖으로 노출되지 않는 참된 의미에서의 "몸 속"이다.

상피조직은 다른 조직과 달리 외배엽, 중배엽, 내배엽에서 모두 기원된다. 즉, 신체의 표면을 덮거나 분비선을 이루는 부분은 외배엽성 상피조직이고, 관모양의 소화기나 호흡기 등으로 이루어진 대부분의 장기 안쪽을 덮고 있는 부분은 내배엽성 상피조직이다. 이외에 혈관이나 내장부분을 이루고 있는 부분은 중배엽성 상피조직이다.

근육조직은 몸의 근육과 내장 기관을 구성하고 있는 조직으로서 가늘고 긴 근육세포로 이루어져 있으며, 수축과 이완을 하여 몸이나 내장의 운동을 일으킨다. 신경조직은 자극을 전달하는 신경세포로 이루어진 조직으로서 뇌, 척수 및 신경을 이루고 있다.

1. 조직

같은 구조와 기능을 가진 세포들이 모여 어떤 특정한 기능을 나타낼 때, 이 세포들의 모임을 조직(Tissue)이라고 한다. 즉, 모양과 크기가 비슷한 세포들이 같은 기능을 하게 될 때, 이러한 세포들의 모임을 조직이라 하는 것이다. 상피조직은 체표면이나 소화관의 내표면을 만들며, 결합조직은 뼈, 연골, 혈액 등을, 근육조직은 몸의 근육이나 내장의 근육을, 신경조직은 뇌나 척수, 말초신경 등을 만든다. 신경 조직을 이루고 있는 세포는 흥분을 전달하기에 알맞게 독특한 모양으로 변화되어 있다.

상피조직은 체표면 등에 노출되어 있는 자유면과 아래의 결합조직과 결합되어 있는 기저면으로 되어 있으며 분비, 흡수, 생식세포의 생산 등 모양과 배열에 따라 여러 가지로 구분할 수 있다. 고양과 태열에 따른 분류는 단층모양형태, 단층이면서 편평한 형태, 입방모양의 형태, 원주상 형태 등으로 세포의 형태로 분류된다. 기능에 따라 분류하면 표면상피는 신체의 표면을 싸고 있는 상피, 특수 감각기능을 가진 감각상피(感覺上皮, Sensory Epithelium), 난자와 정자를 생산하는 종상피(種上皮, Germinal Epithelium), 특수한 분비작용을 가진 선상피(腺上皮, Gland Epithelium)가 있다.

결합조직은 인체에 가장 널리 분포되어 있는 조직으로 여러 기관의 틈을 메우고 연결하며 내부의 장기를 보호하는 작용을 한다.

또 연골과 뼈와 같이 신체를 지주하여 주는 지주조직과 혈액 림프와 같이 특수 기능을 갖는 특수 결합조직이 있다.

그림 3-1. 사람의 여러 가지 조직

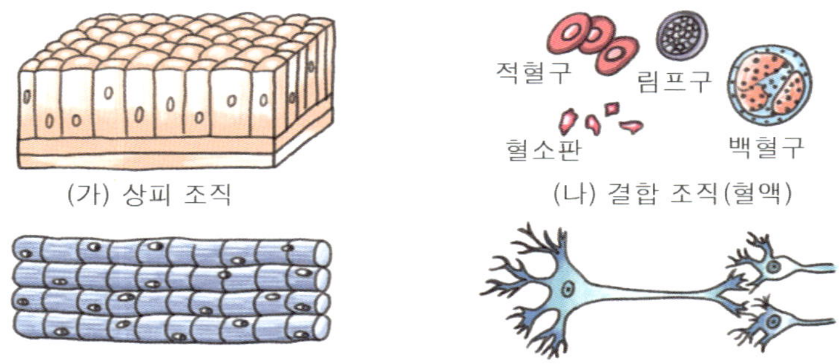

(가) 상피 조직 (나) 결합 조직(혈액)

(다) 근육 조직 (라) 신경 조직

2. 기관과 기관계

인체 내에서 여러 가지 조직들이 모여 일정한 기능을 수행할 때 이것을 기관(Organ)이라고 한다. 기관은 내부가 조직액으로 채워져 있는 실질성 기관(Parenchymatus Organ)과 내부가 비어져 있는 유강선 기관(Hollow Organ)으로 구분할 수 있다. 간, 신장, 췌장, 비장은 실질성 기관에 속하고, 위, 장, 방광, 자궁과 같은 것은 유강성 기관에 속한다.

한편, 작용이 비슷한 기관들이 모여서 특정한 기능을 수행할 때 이것을 기관계라 한다. 즉, 기관계는 기관보다 높은 단계의 구성 체계로, 동일한 기능을 하는 기관들로 이루어져 있다. 예를 들어 소화계(Digestive System)는 섭취한 음식물을 작은 분자들로 분해시켜 흡수하는 일을 한다. 호흡계(Respiratory System)는 가스 교환을 하는 기관들로 혈액과 함께 산소를 공급하고, 이산화탄소를 제거하는 일을 한다.

그림 3-2. 사람의 여러 장기

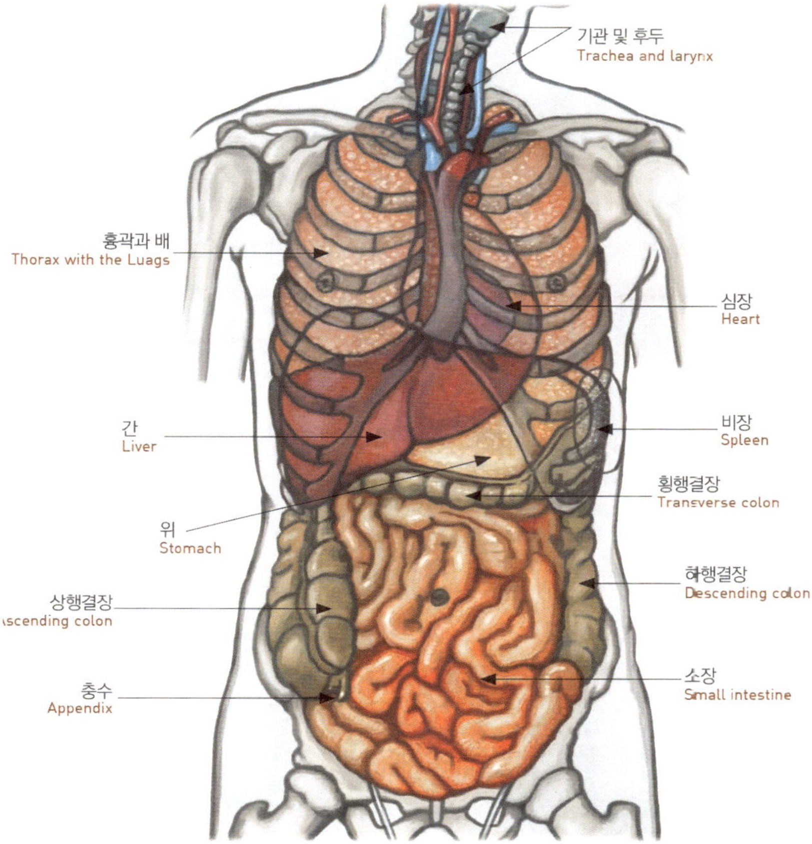

여러 조직이 모여 기관을 이루면 하나의 기능을 가지게 되는데, 우리의 몸에는 눈, 코, 입, 위, 심장, 신장 등 수많은 기관이 있다. 세포는 단백질이나 지질과 같은 분자들로 이루어져 있다. 즉, 생경체를 구성하는 마지막 단계는 분자이다. DNA의 예를 들면 DNA분자는 개체를 구성할 수 있는 분자들을 합성할 수 있는 정보를 가지고 있다.

많은 분자가 모여 세포를 이루고, 세포는 다시 조직을 이루게 된다. 한편, 조직은 세포들 중 같은 모양이 세포들이 모여 이룬 것이고, 여러 조직이 모여 기관을 이루고 있다. 그러나 이것들은 따로따로 작용하지 않고 서로 관련이 있는 것끼리 모여서 하나의 통일된 작용을 하는데, 이것을 기관계라고 한다. 입, 식도, 위, 창자, 이자, 간 등은 음식물의 소화에 관여하므로 이것들은 소화기관계에 속한다. 사람의 기관계는 소화, 순환, 호흡, 배설, 감각, 신경, 운동, 생식 등에 관여하는 기관계가 있다. 계통은 몇 개의 기관이 서로 연결되어 하나의 기능적 단위를 이루는 것이다. 인체의 계통은 뼈와 연골 관절로 구성되는 각 장기를 보호하는 골격계와 골격근, 심근, 평활근, 근막, 건, 건막, 활액낭으로 구성하여 인체 운동에 관여하는 근육계가 있다.

신경계는 뇌와 뇌신경, 척수와 척수신경으로 되어 있으며 신체의 내적 외적의 적응을 주관하는 계통이다. 감각기는 피부, 눈, 귀, 코, 혀 등 다양한 감각을 느끼는 계통이다.

순환기계는 심장, 혈관, 림프관, 림프절, 비장, 흉선, 편도 등으로 노폐물과 영양분, 가스운반 및 항체 생산을 주관하는 계통이며 소화기계는 입, 식도, 위 , 소장, 대장, 항문, 간, 췌장, 담낭 등의 음식물의 소화 및 배설에 관여한다. 호흡기계는 코, 인두, 후두, 기관, 기관지, 폐 등으로 구성되며 가스 교환 및 배출에 관여한다. 비뇨기계는 신장, 요관, 방광, 요도로 되어 있으며 뇨의 생산과 배설에 관여하는 계통이다. 생식기계는 난소, 자궁, 질, 음부, 정소, 정관, 정낭, 전립선 등으로 구성되어 난자와 정자의 생산, 배출, 수정란 등의 생식에 관여한다. 내분비계는 뇌하수체 갑상선, 부갑상선, 부신, 췌장, 난소, 정소, 송과체 등 호르몬의 생산과 분비를 하는 계통이다.

표 3-1. 중요한 기관계와 그 작용

기관계	중요한 기능	예
소화계	음식물의 소화와 흡수	입, 위, 소장, 대장, 간 등
호흡계	산소, 이산화탄소 등의 가스교환	폐, 기관지 등
순환계	영양분, 산소, 노폐물 등의 운반	심장, 혈관, 림프관, 혈액 등
배설계	노폐물의 배설	신장, 방광, 요도 등
감각계	자극의 수용	눈, 귀, 코, 피부 등
신경계	자극의 전달과 반응의 명령	뇌, 척수, 말초신경 등
운동계	몸의 운동	골격근, 뼈, 관절
내분비계	몸의 기능 조절	뇌하수체, 갑상선, 부신, 이자 등
생식계	자손의 번식	정소, 난소, 자궁 등

그림 3-3. 기관계 중 소화계

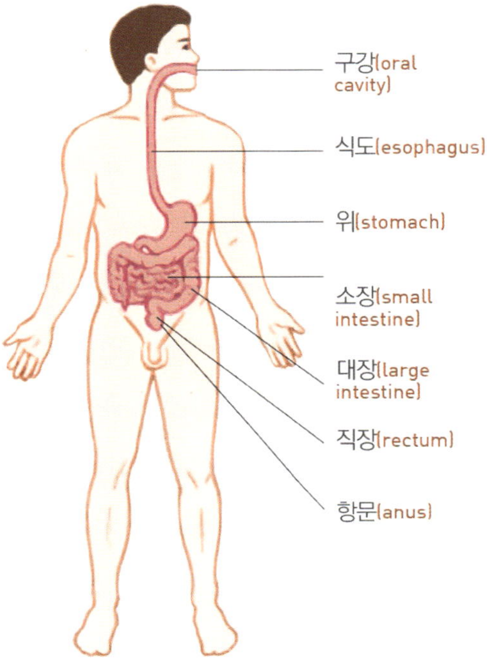

그림 3-4. 개체

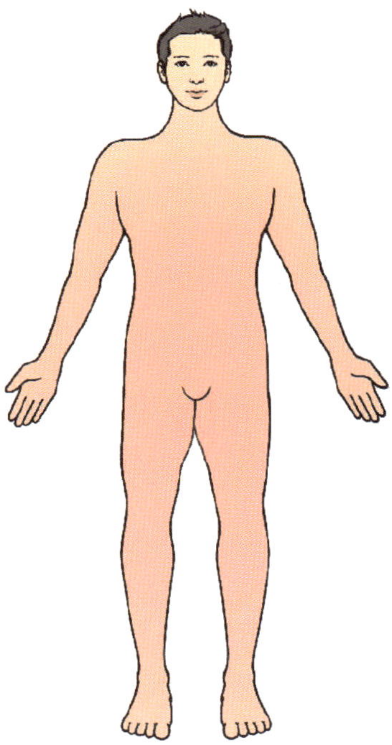

그림 3-5. 인체의 구성

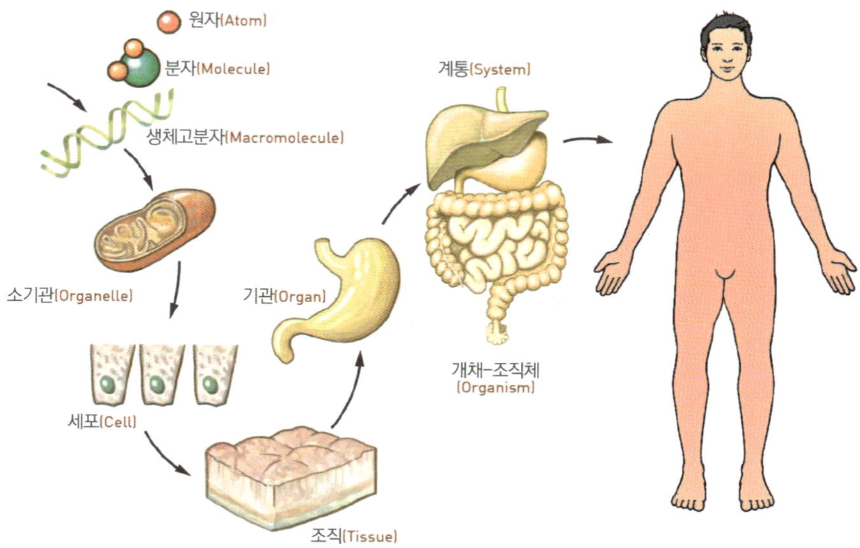
원자(Atom)
분자(Molecule)
생체고분자(Macromolecule)
소기관(Organelle)
세포(Cell)
조직(Tissue)
기관(Organ)
계통(System)
개채-조직체
(Organism)

제4장 인체의 골격

1. 골격의 개요

인체의 골격은 206개의 뼈들로 구성되어 있으며 23개의 두개골, 24개의 늑골, 26개 척주골, 64개 상지골, 62개의 하지골, 6개의 이소골이다. 체간골격은 두개골, 설골, 이소골, 척주, 흉골, 늑골이 속하며 체지 골격으로 상지골과 하지골이 있다.

골격은 골격 자체보다 5배나 무게가 더 나가는 620개의 근육과 기관들을 직립 상태로 유지하여 준다. 뼈는 근육이나 인대의 부착부가 될 뿐만 아니라 여러 개의 뼈가 모여 빈자리를 마련하여 그 속에 장기를 보호해 준다. 뼈와 근육의 관계는 대형 범선의 돛대와 돛대를 묶어주고 있는 로프의 역할과 같다. 강한 바람이 불고 바다의 파도가 높을 경우 옛날의 대형 범선들에 로프가 없었다면 돛대는 부러졌을 것이다. 인체도 마찬가지이다.

사람에게도 근육이 없다면 외부의 물리적 충격을 흡수하지 못하여 뼈가 쉽게 부러질 수 있다. 근육이 있어 신체를 다시 똑바로 세울 수 있는 것이다. 근육은 신체를 똑바로 세우는 일 외에도 여러 가지 일을 한다. 예컨대, 높이뛰기, 윗몸 일으키기, 탭 댄스나 피아노 연주 같은 동작을 할 수 있게 해준다.

뼈는 바깥은 치밀하지만 속은 작은 구멍이 무수히 있다. 통닭을 먹을 때 닭 뼈를 깨물어보라. 처음엔 딱딱하지만 곧 아삭아삭 소리가 나며 부서진다. 뼈의 겉은 단단하고 속은 스펀지 같기 때문이다. 뼈의 겉엔 작은 구멍이 난 작은 껍질들이 붙어 있는데 혈관과 신경이 이곳을 통해 들어온다. 신경은 통증을 전달한다. 즉 "뼈를 깎는 아픔이다"라는 표현은 신경을 통해 고통이 전달되기 때문이다. 뼈는 지상에서 가장 "오래가는" 물질 중의 하나이다. 습기에 침식되는 쇠나 풍화에 약한 돌보다도 훨씬 변화되기 어렵다. 10년 전의 살인사건이 뜻밖에 땅 속에서 나온 해골에 의해 시효 전에 범인이 잡혔다는 이야기도 내구성이 강한 뼈 덕택이며, 100만 년 전 인간의 뼈가 출토되어 인류의 조상에 관한 연구가 진척되는 것도 놀라운 뼈의 내구성에 연유한다. 사람은 죽은 뒤 적어도 뼈를 남기는 것이다.

2. 골격

골격계는 체중의 15%를 차지하며 뼈, 연골, 인대, 관절을 총칭하는 것으로 뼈는 자연의 가장 완벽한 창조물에 속한다. 뼈는 비슷한 양의 철근 콘크리트에 비해 4배의 내구력을 가지고 있으며 같은 무게의 알루미늄이나 가벼운 강철과 비슷한 내구력을 지니고 있다.

건물이나 다리를 세우려면 먼저 철근으로 조립해야 한다. 그 다음엔 철근 주위에 시멘트를 부어 단단히 고정시킴으로써 강도를 유지하면서도 흔들림에 견딜 수 있는 구조물을 만들 수 있다. 속에 철근이 없다면 시멘트는 쉽게 무너질 것이다. 또 시멘트 없이 철근만으로는 약해서 전체 부하를 지탱하지 못하고 휘어져 버릴 것이다. 그래서 뼈가 있는 것이다. 뼈는 기본적으로 칼슘과 단백질이 혼합된 것이지만 진정한 장점은 뼈가 살아 있다는 것이다. 골격은 다른 인체조직과 마찬가지로 끊임없이 분해되고 재생된다.

인체가 성장할수록 골격도 성숙한 인체에 적합하도록 그 모양과 상대적 크기가 변화된다. 뼈는 부러져도 재생할 능력을 갖고 있다. 팔다리 등을 이루는 긴뼈는 17~21세까지 계속 길어지고 굵어져서 어른의 체형을 완성한다. 다양한 모양의 척추뼈들과 그 사이에 끼여 있는 질기고 탄력 있는 연골판들이 층층이 쌓여 척추를 이룬다. 디스크는 격렬한 운동을 할 때, 척추에 가해지는 힘을 흡수하는 완충장치이지만, 서서히 약해져 빠져 나올 수도 있다. 허리 부분의 디스크가 빠져나와 그 뒤의 신경을 누르면 다리에 통증이 나타날 수 있는데, 이를 "좌골 신경통"이라 부른다.

뼈의 뛰어난 내구력과 가벼운 성질은 뼈 속에 규칙적으로 결정체

상태로 빽빽하게 들어차있는 칼슘과 인 원자들의 결합 방식 때문이다. 자연의 모든 물질들 가운데 가장 단단한 다이아몬드와 같은 결정체 구조이다. 뼈는 이러한 결정체 구조를 가지고 있기 때문에 단단한 것이다. 불행하게도 뼈의 결정체는 약간의 결함을 가지고 있다. 뼈는 자체가 구부러지지 않는다. 그런데 몸을 굽힐 수 있는 것은 관절이라고 하는 뼈와 뼈를 이어주는 이음매가 있기 때문이다.

뼈와 뼈는 인대(靭帶)로 연결되어 있고, 또 뼈와 근육은 "건(腱, 힘줄)"이라는 것으로 연결되어 있다. 그래서 근육이 늘어나거나 줄어들거나 하면서 손이나 발 등을 움직이게 하는 것이다. 손은 관절이 많기 때문에 물건을 잡거나 비틀거나 하는 복잡한 운동을 할 수 있다. 인체에서 가장 튼튼한 힘줄은 발꿈치의 힘줄로 "아킬레스건(Achilles Tendon)"이라 한다.

그림 4-1. 관절 운동

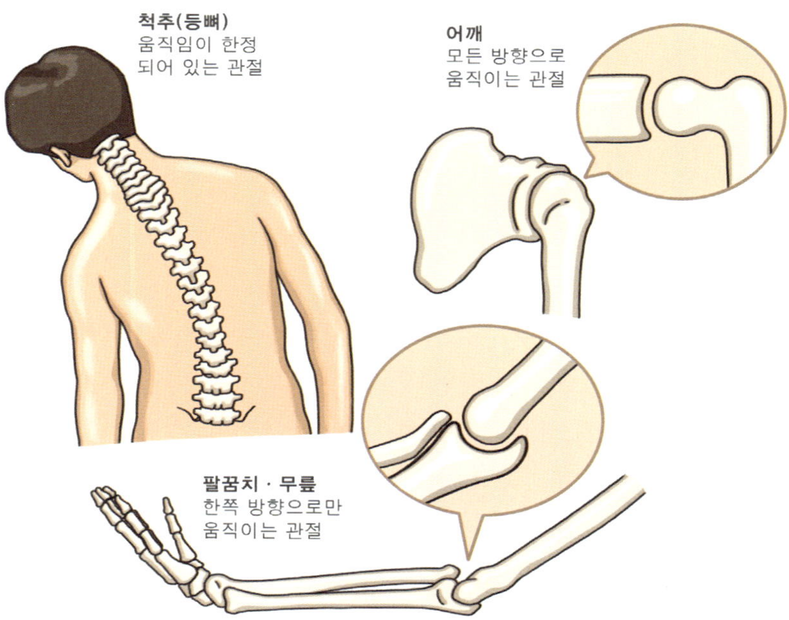

손가락 중 엄지손가락은 두 개, 다른 손가락은 세 개의 뼈로 이어져 있다. 또 손바닥도 작은 뼈들이 모인 것이다. 이 가운데 엄지는 다른 손가락에 비해 아주 잘 움직일 수 있으며 다른 손가락과 마주 보고 있다. 사람은 손가락을 이처럼 잘 움직일 수 있기 때문에 물건을 꽉 쥘 수 있다. 그러나 갓난아기 시절 손가락을 자유롭게 움직일 수 없기 때문에 물건을 잘 쥐지 못한다.

그림 4-2. 손뼈의 구조

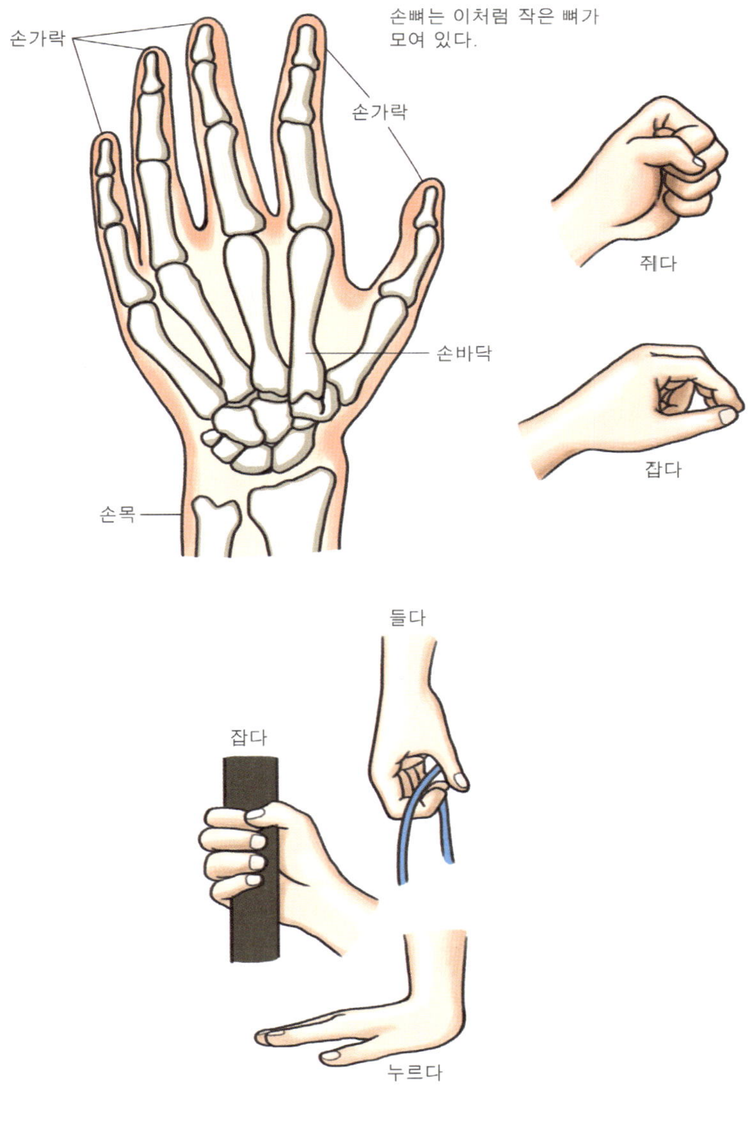

인체의 골격은 대체로 무게가 9kg 정도 밖에 되지 않지만, 뼈들은 신체를 바로 서게 하고 걷게 하는 등 많은 역할을 한다. 뼈들은 인체의 내부 기관들을 보호한다. 즉 두개골은 뇌를 안전하게 보호하며 흉곽은 심장과 폐를 감싸준다. 특정한 뼈들의 내부에 있는 골수는 인체 전반에 산소와 영양분을 운반하는 적혈구들을 생산하며 다른 뼈들에 있는 골수는 해로운 박테리아를 파괴하는 백혈구들을 대량으로 만들어낸다. 그 밖에도 뼈들은 부상당했을 때 흉터를 남기지 않고 저절로 아물기도 한다.

뼈에는 아주 작은 수많은 구멍들과 통로들이 벌집 모양으로 나있다. 통로에는 뼈에 매우 중요한 산소와 영양분을 공급하는 신경들과 혈관들이 퍼져 있다. 단단한 뼈를 절단해보면 해면질의 침상골을 에워싸서 보호하고 있는 원통과 뼈 중앙에는 끈적끈적한 물질이 있음을 알 수 있다. 이 물질이 골수로서 병균 따위의 감염에 대항하는 백혈구들과 산소를 운반하는 적혈구들을 생산한다. 또한 뼈는 지혈을 돕는 혈소판을 만든다. 따라서 무기력하게 보이는 뼈는 이와 같이 인체에서 가장 활발하게 움직이는 부분들 가운데 하나다.

1) 뼈의 기능

치아를 제외하고는 뼈가 인체구조 중 가장 단단하다. 뼈는 서로 견고하게 연결된 섬유조직으로 구성되어 있으며 약 3분의 1은 유기물질, 3분의 2는 무기물질로 구성되어 있다. 골격조직은 인체의 물리적 기초로 모양이 다른 뼈가 서로 연결되어 있다. 뼈의 기능은 신체의 모양과 힘을 주고 상처로부터 조직을 보호하며 근육의 부속물로써 이를 돕는다. 또한 모든 신체운동의 지렛대 역할을 한다.

2) 뼈의 구조

뼈는 복잡한 미세구조로 이루어져 있으며, 전반적으로 속이 빈 관 모양이다. 관의 겉면은 치밀한 구조이지만 속은 스펀지 같다. 가느다란 기둥들이 불규칙한 벌집 모양의 구조를 이루며, 기둥 사이의 작은 공간에서 혈액 세포들이 생산된다. 뼈는 강철보다 가볍지만 더 튼튼하다. 속이 꽉 찬 강철보다 속이 비어있는 강철이 부러지기 어렵고 가볍다.

뼈의 표면을 싸고 있는 질긴 두 겹의 섬유막을 골막이라 하는데 뼈를 보호하고 영양을 공급하며 재생 및 성장을 담당한다. 골막이 비후될 경우 뼈의 부피는 증가하게 되는 것으로 혈관, 림프관 등이 존재한다. 골단(骨端)은 긴뼈의 양쪽 끝에 공 모양으로 둥글게 되어 있는 부분으로, 뼈의 끝부분으로 대부분 초자연골(Hyaline Cartilage, 일명 '관절연골')로 되어있으며 뼈의 연령 판정 시 이용된다. 골단이 비후되는 것은 뼈의 길이 성장을 일으켜 결과적으로 키가 성장한다.

뼈의 안쪽은 해면질(Spongy Substance)과 치밀질(Compact Substance)의 두 부분으로 이루어져 있다. 해면질은 뼈의 중간층으로 뼈의 내부를 이루며, 구멍이 많이 뚫려있어 마치 해면(海綿)모양을 하고 있고 부서지기 쉬우며 혈관이 많다. 부드러운 조직으로 외부의 스트레스에 대해 저항할 수 있게 한다. 치밀질은 뼈의 외부를 이루는 견고한 부분을 말하고 혈관이 적다. 골막은 모세혈관과 신경 섬유가 많이 분포되어 있고 뼈를 보호하며 뼈의 성장(굵기)에 관여한다. 그러니까 뼈의 제일 바깥쪽은 골막, 그 안쪽은 치밀골 또 그 안쪽은 해면골이다. 치밀골과 해면골에는 칼슘이 많이 들어 있다. 칼슘, 인, 비타민은 성장판의 연골을 경골로 만드는 데 도움이 된다. 해면골과 골수강의 경계막인 골내막은 세망조직으로 뼈의 형성과 조혈능이 잠재적으로 있으며 골수강은 골수가 들어있다. 골수에서는 간세포라는 세포 생산의 기원이 되는 세포로써 적혈구와 백혈구를 만들며 어느 세포로든 분화 가능한 만능 세포이다. 골수는 적골수(赤骨髓, Red Bone Marrow)와 황골수(黃骨髓, Yellow Bone Marrow) 두 종류가 있으며 일생동안 적골수로 있는 뼈는 흉골, 늑골, 골반골, 척추로 조혈(造血)작용을 한다.

뼈의 단면은 관절연골과 성장판으로 되어 있으며 단단한 경골과 물렁한 연골로 나눌 수 있다. 팔뼈와 다리뼈는 경골이며 귓바퀴와

코뼈 등은 연골이다. 뼈와 뼈 사이에도 연골이 존재하는데 연골은 젤라틴을 많이 포함하고 있어서 부드럽다. 한참 자라는 뼈의 끝 부분에는 연골 조직인 성장판이 있으며 뼈가 길고 굵어지면 연골이 딱딱해져서 경골이 되는 것이다. 따라서 키의 성장은 성장판의 연골에 달려있다.

뼈의 성장은 성장호르몬이 깊숙이 관여하고 있는데 성장호르몬은 20대에 분비량이 최고조에 이른 후 30대부터 해마다 1.44%씩 감소하므로 60대가 되면 20대의 절반수준이 된다. 성인은 갱년기 이후 성장호르몬을 잘 관리하여야 하며 근력강화운동과 유산소 운동을 통하여 호르몬이 잘 분비되도록 하는 것이 효과적이다.

뼈 질환이 생기는 시기는 여성의 폐경기이며, 골다공증이 많이 발생한다. 사람의 뼈는 어릴적 뼈로 끝까지 유지하는 것이 아니라 생성과 흡수를 반복하며 생장한다. 여성호르몬인 에스트로겐은 뼈의 칼슘성분이 혈액으로 흡수되는 것을 막아주는 역할을 하므로 단단한 뼈를 유지할 수 있으나 폐경이 되어 에스트로겐의 생성이 급격이 줄어들어 골다공증이 생기는 것이다.

그림 4-3. 전신뼈의 구조

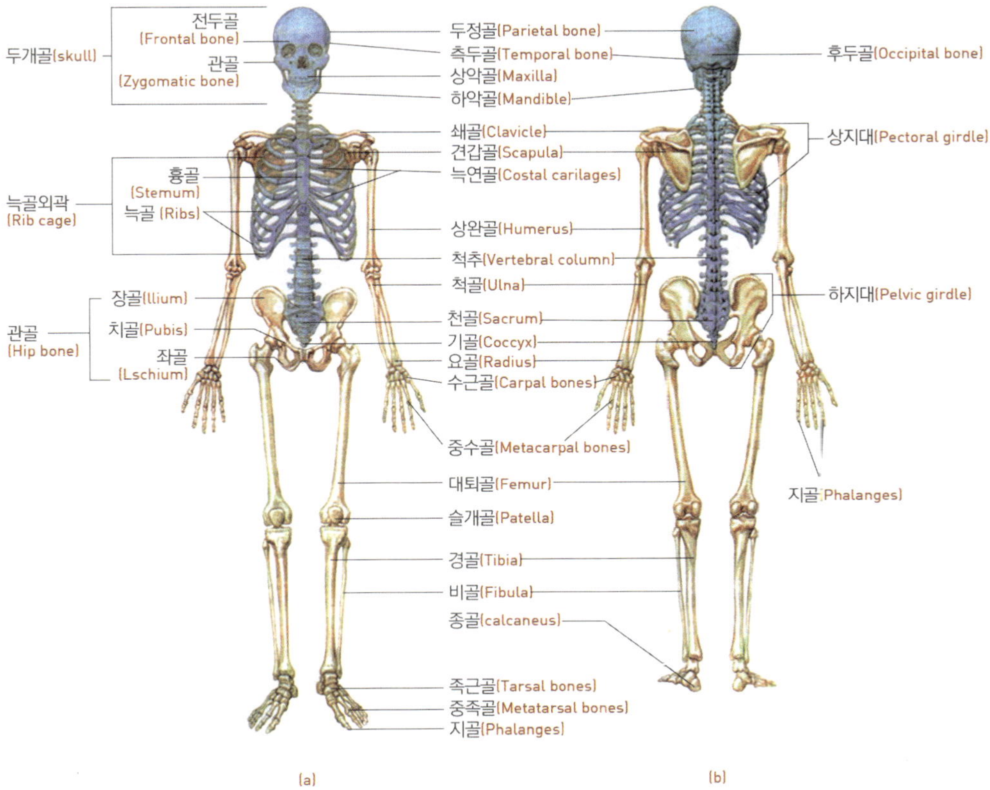

3) 뼈의 종류

(1) 장골(Long Bone) : 긴 관상의 뼈(대퇴골, 상완골), 골수강을 형성하여 관상골 이라고도 한다.

(2) 단골(Short Bone) : 짧고 골수강이 없는 뼈(수근골, 족근골), 내, 외면이 치밀골로 되어 있다.

(3) 편평골(Flat Bone) : 넓적한 뼈(두정골, 흉골) 골수강이 없으며 내외면이 치밀골로 되어 있고 해면골이 발달되어 있으며 적글수가 존재한다.

(4) 불규칙골(Irregular Bone) : 모양이 일정하지 않은 뼈(추골, 협골)

(5) 함기골(Air Bone) : 뼈 속에 공기를 형성하고 있는 뼈(전두골, 상악골, 사골, 접형골, 측두골)

(6) 봉합골(Suture Bone) : 두개골 사이에 존재하는 뼈(봉합사이골)

(7) 종자골(Sesamoid Bone) : 건과 뼈가 마주치는 곳에서 건을 보강하고 있는 식물의 종자모양의 작은 뼈(슬개골)

그림 4-4. 골의 형태별 분류

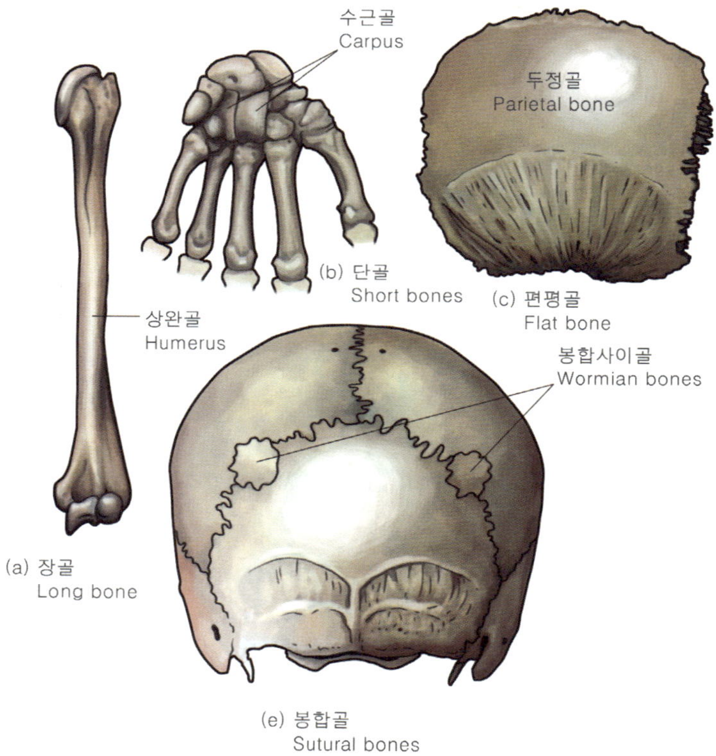

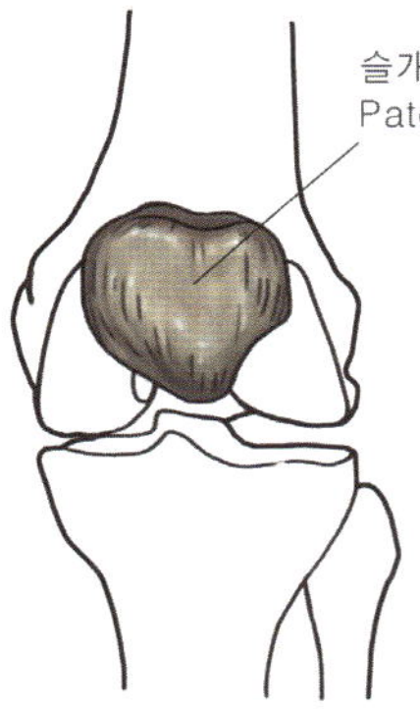

(d) 종자골
Sesamoid bone

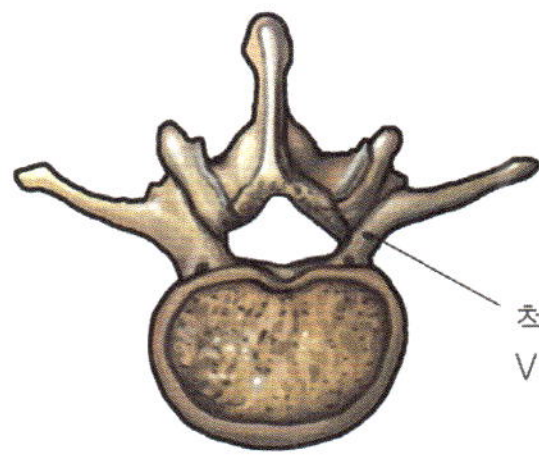

(f) 불규칙골
Irregular bone

4) 체간골격

두개골(Skull)을 구성하는 뼈는 15종 23개의 뼈가 서로 이어져 있다. 한 개로 보이는 두개골은 실제 23개의 뼈로 구성되어 있다. 갓난아기의 머리가 물렁물렁한 것은 이 연결 부위가 아직 단단히 이어져 있지 않기 때문이다.

그림 4-5. 갓난아기와 어른의 두개골 비교

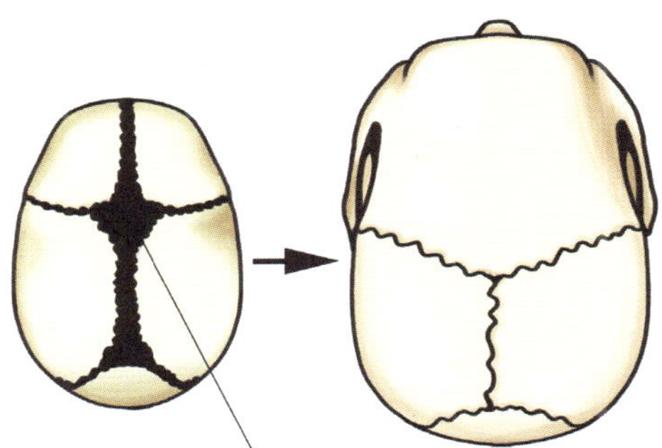

(머리뼈를 위쪽에서 보았을 때)

(1) 뇌두개골(머리를 구성하는 뼈 6종 8개)

- **측두골, 관자뼈(Temporal Bone) :** 두개골 옆면 좌우 한 쌍
- **후두골, 뒤통수뼈(Occipital Bone) :** 두개골 뒷면 뒤통수 부위에 있는 마름모꼴 뼈로 머리 아랫부분(뒤통수)을 구성한다. "머리 뒤 형성뼈"라고도 한다.
- **두정골, 마루뼈(Parietal Bone) :** 두개골 윗면에 정수리를 구성한다. "머리 위 형성뼈"라고도 하며 2개이다.
- **전두골, 이마뼈(Frontal Bone) :** 이마에 있는 한 개의 뼈로 "이마 형성뼈" 라고도 한다.
- **사골, 벌집뼈(Ethmoid Bone) :** 안구와 콧구멍의 형태를 이루는 부분으로 "안구 주위뼈"라고도 한다. 안와사이 비강의 천장을 형성한다.
- **접형골, 나비뼈(Sphenoid Bone) :** 두개골의 중앙부에 위치한 나비 모양의 뼈로 두개골의 모든 뼈를 결합시킨다. "나비뼈"라고도 하며 두개골의 모든 뼈와 연결되어 있다.

그림 4-6. 두개골 뼈의 형태

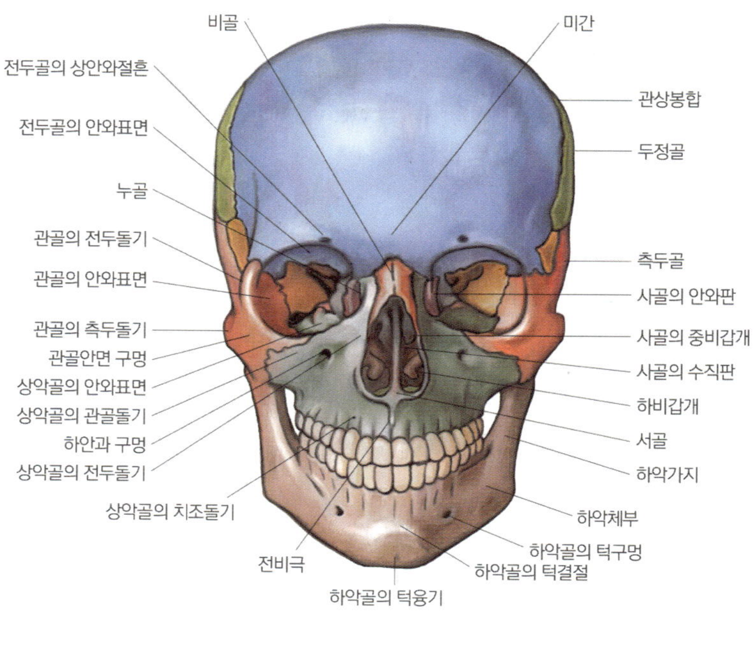

그림 4-7. 두개골의 측면

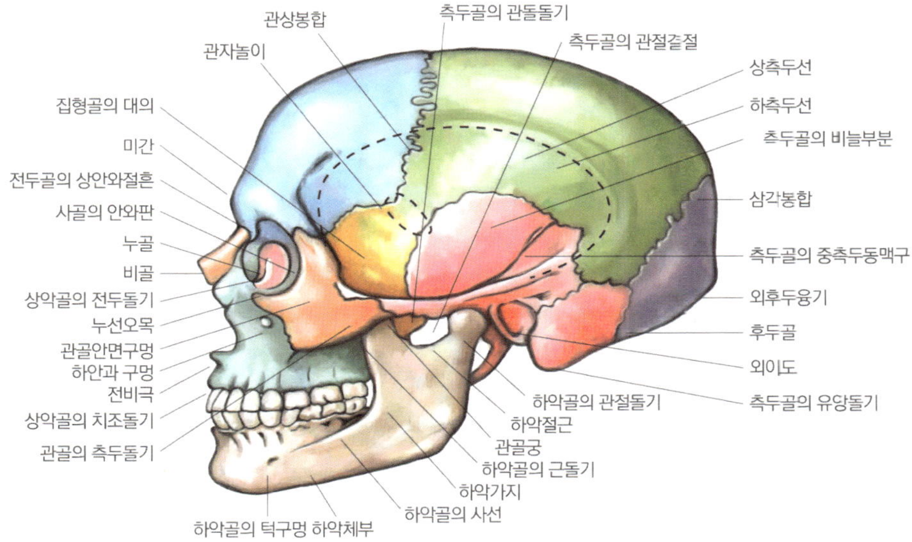

그림 4-8. 두개골의 후면

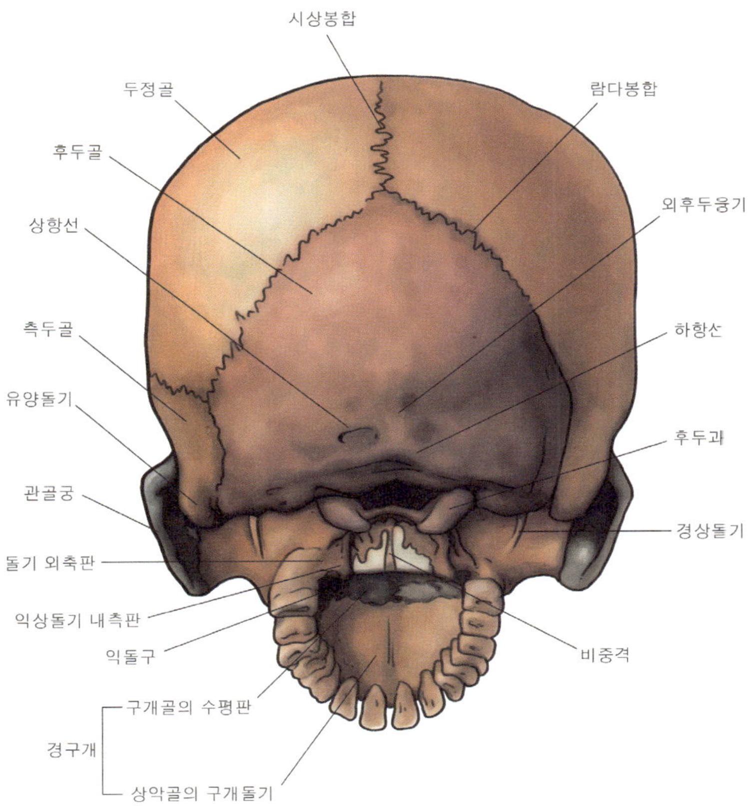

(2) 안면골(얼굴을 구성하는 뼈 8종 14개)

- **비골, 코뼈(Nasal Bones)** : 두 개의 비골은 콧대를 구성한다. "코 형성뼈"라고도 한다.
- **누골, 눈물뼈(Lacrimal Bones)** : 두 개의 누골은 안구의 안쪽벽, 앞쪽에 위치하며 작고 부서지기 쉬운 뼈이다. 눈물샘을 이룬 뼈를 말한다.
- **관골, 광대뼈(Zygomatic Bones)** : 두 개의 관골은 뺨의 두드러진 부분을 구성한다. "광대뼈"라고도 한다.
- **상악골, 위턱뼈(Maxilla)** : 윗 턱 전체의 형태를 연결시키는 2개의 뼈이다.
- **하악골, 아래턱뼈(Mandible)** : 아래턱 부분으로 얼굴 중 가장 크고 가장 강한 뼈이다. "아래턱뼈"라고도 한다.
- **구개골, 입천장뼈(Platine Bones)** : 2개로 윗 턱 뒤쪽에 붙어있는 한 쌍의 뼈이다.
- **하비갑개, 아래코선반(Interior Nasal Concha)** : 비강의 바깥쪽을 형성하는 한 쌍의 뼈이다.
- **서골, 보습뼈(Vormer Bone)** : 정중시상면에 존재하는 단 하나의 뼈로 사각형의 얇은 형태로 코중격의 뒤 아래 부분을 형성한다.

(3) 귀를 구성하는 뼈

이소골로 3개의 침골, 등골, 추골로 이루어져 있다.

(4) 목을 구성하는 뼈

- **설골** : U자형의 뼈로 목 앞에 위치하며 연하 작용에 관여한다.
- **경추** : 목 부위에 위치한 척추의 윗부분이다.

*** 참고** : 등뼈는 경추 7개, 흉추(갈비뼈) 12개, 요추(허리뼈) 5개, 천골 1개, 미골 1개 전부 24개의 뼈로 되어 있다. 각각의 뼈는 대퇴골(넓적다리뼈)보다 작다.

그림 4-9. 설골

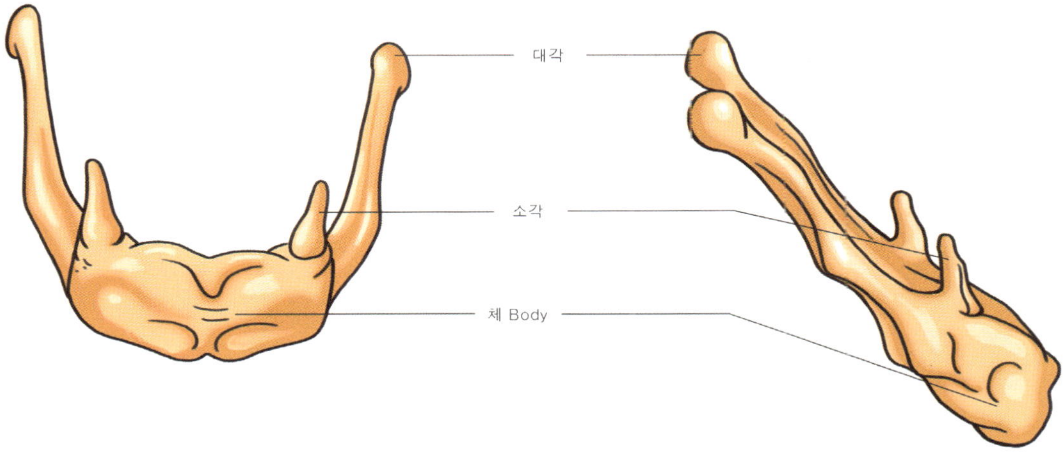

(5) 등을 구성하는 뼈(척추)

등을 구성하는 뼈는 몸통의 뒤쪽에서 몸을 지지하는 기둥으로 척주(脊柱, Vertebral Column, 흔히 '척추'라 부르기도 함)라 한다. 척주는 위로부터 목뼈, 등뼈, 허리뼈, 엉치뼈, 꼬리뼈로 구성된다. 목뼈(頸椎, Cervical Vertebra)는 7개의 뼈로 되어 있고, 등뼈(脊椎, Vertebra)는 12개, 허리뼈(撓骨, Radius)는 5개, 엉치뼈(薦骨, Sacrum)는 태어났을 때 5개, 꼬리뼈(尾骨, Coccyx)는 3~5개이다. 이 중 엉치뼈와 꼬리뼈는 성장하면서 합쳐져서 각각 한 개씩으로 된다. 꼬리뼈는 꼬리의 흔적을 나타나는 것으로 구부러져 있으며 잘 휜다. 원숭이와 달리 사람은 진화하면서 퇴화된 것이다.

등뼈는 앞뒤로 완만한 곡선을 유지하고 있다. 이는 사람이 서 있거나 앉아 있을 때 상체의 무게를 잘 지탱하게 해주고 외부의 충격을 잘 흡수하고 뇌에 대한 충격을 완화시켜주는 역할을 한다.

그림 4-10. 척주의 구분

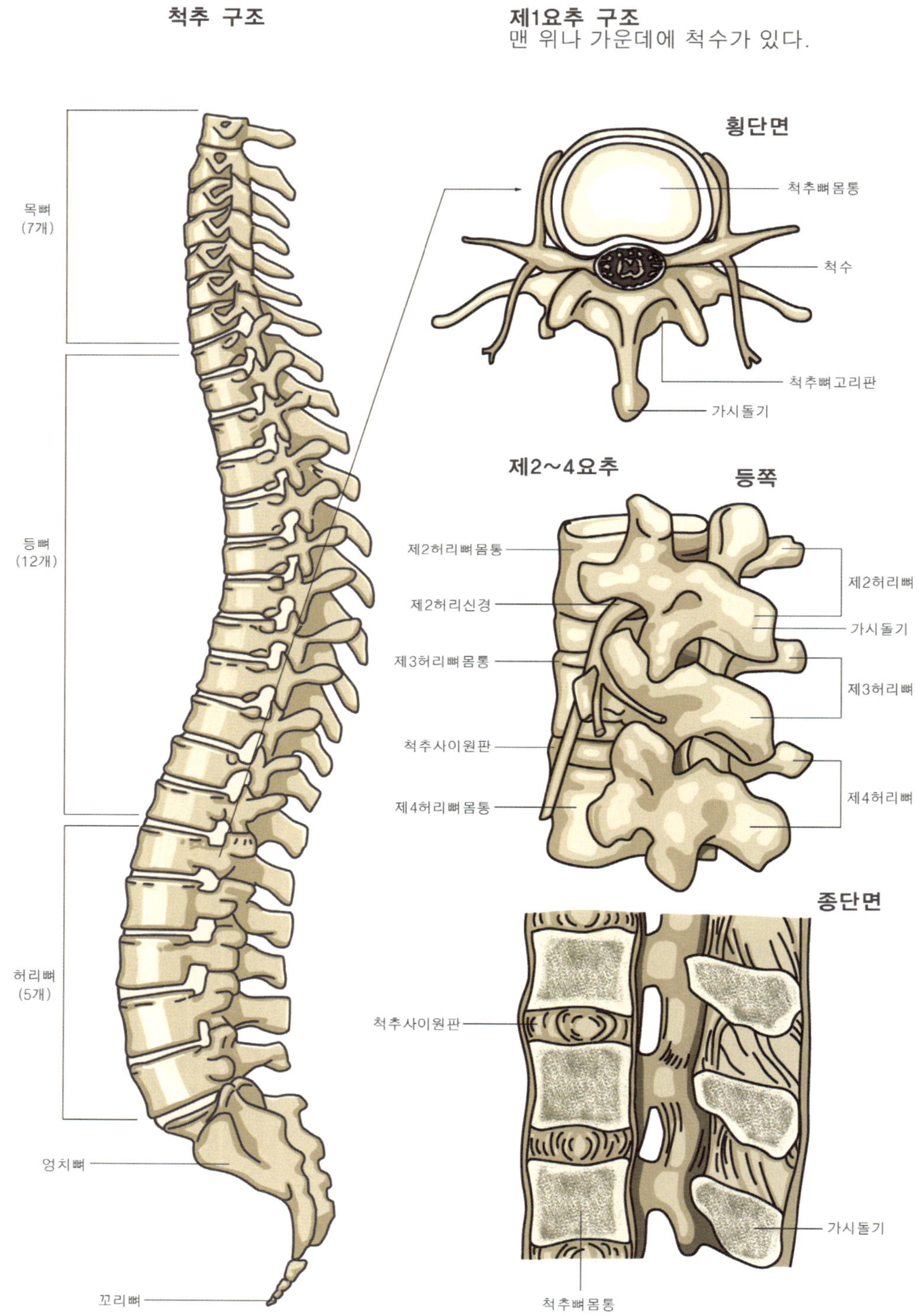
척추 구조
제1요추 구조
맨 위나 가운데에 척수가 있다.
횡단면
척추뼈몸통
척수
척추뼈고리판
가시돌기
목뼈
(7개)
등뼈
(12개)
허리뼈
(5개)
엉치뼈
꼬리뼈
제2~4요추
등쪽
제2허리뼈몸통
제2허리신경
제3허리뼈몸통
척추사이원판
제4허리뼈몸통
제2허리뼈
가시돌기
제3허리뼈
제4허리뼈
종단면
척추사이원판
가시돌기
척추뼈몸통

(6) 가슴을 구성하는 뼈(흉곽)

가슴을 만져보면 많은 뼈가 있는 것을 알 수 있다. 가슴은 늑골(肋骨, 가슴뼈 또는 갈비뼈, Rib)이라고 불리는 많은 뼈로 되어 있으며, 각각의 뼈는 비교적 가는 편이다. 흉부는 흉골, 척추, 늑골 그리고 접합 연골로 구성된 탄력 있는 뼈로 새장과 같은 모양을 하고 있다. 이것은 심장과 폐, 그 외 미세한 체내기관을 보호하는 방어물 역할을 한다. 가슴의 골격은 한쪽에 12개씩 24개의 늑골에 의해 위치를 고정시키고 있다.

흉골(胸骨, Sternum)은 가슴 중앙에 위치하며, 3부분으로 나누는데 흉골병(胸骨柄, Manubrium, '자루'를 의미하는 라틴어에서 유래), 흉골체(胸骨體, Sternum Body), 검상돌기(劍狀突起, Xiphoid Process, 끝이 도드라져 있다는 의미)로, 이는 횡격막의 기시점이며 일명 명치라 하며 심폐소생술의 표적 부위이다. 흉골체는 골수기능검사의 천자(穿刺, Puncture) 부위이다. 뼈를 천자하여 그 속의 혈액에서 적혈구, 백혈구 등의 숫자나 크기 등을 평가하여 악성빈혈, 혈소판감소증 등을 진단한다.

그림 4-11. 늑골의 구조

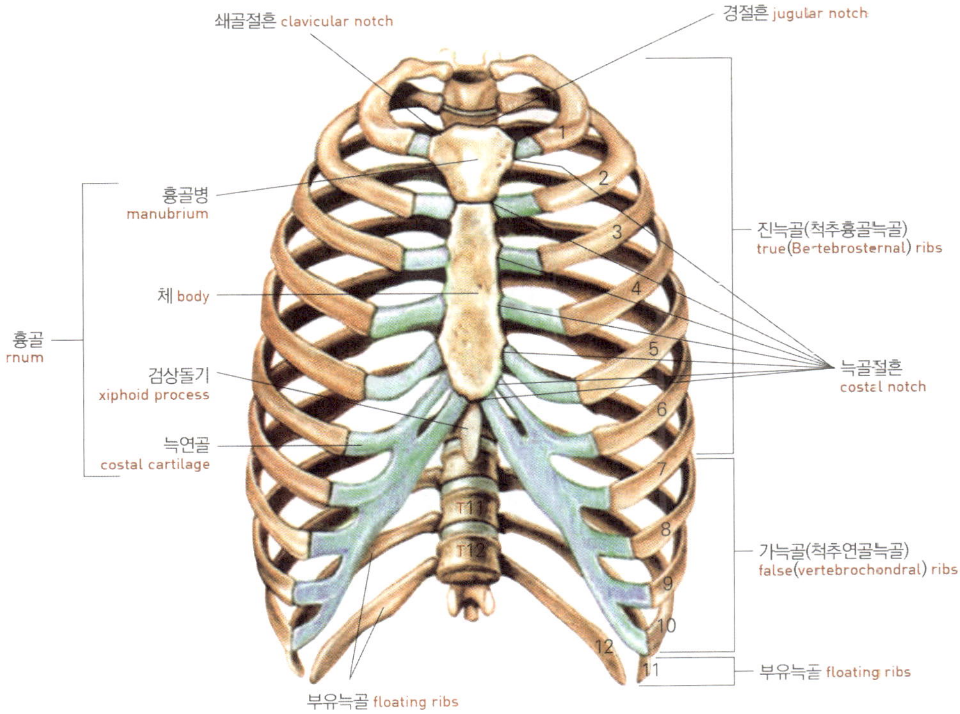

5) 체지골격(견갑대, 상지, 골반대, 하지)

(1) 어깨(견갑대)

어깨 양쪽은 2개의 쇄골과 2개의 견갑(Shoulder)골로 되어 있다.

- **쇄골(Clavicle)** : 긴 막대기 형태로 흉골과 견갑골과 관절을 이룬다. 약해서 부러지기 쉽다.
- **견갑골(Scapula)** : 날개뼈라고 하며 팔과 가슴 근육의 부착점이 된다.

(2) 팔 구성하는 뼈(상지)

- **상완골(Humerus)** : 상박골이라고도 하며 팔 윗부분에서 가장 큰 뼈이다.
- **척골(Ulna)** : 전박(앞팔)에 있는 두 뼈 중 새끼손가락 쪽 뼈이다.
- **요골(Radius)** : 전박(앞팔)에 있는 두 뼈 중 엄지 쪽에 있는 뼈이다.

그림 4-12. 어깨와 상지 뼈

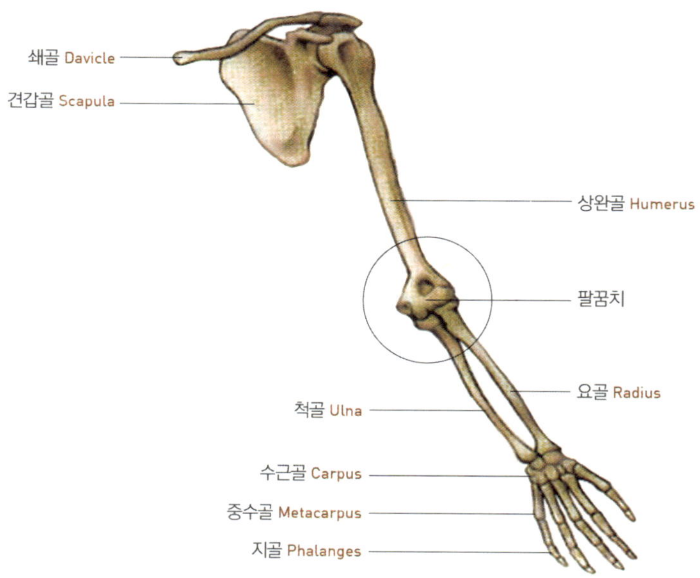

(3) 손을 구성하는 뼈

- **수근골(Carpal Bones) :** 손목에 있는 8개의 작고 불규칙한 뼈로 구성되어 있는 유연성이 있는 관절로 인대에 의해 연결되어 있다.
- **중수골(Metacarpal Bones) :** 손바닥 또는 장부는 5개의 길고 가느다란 뼈로 구성되어 있다.
- **지골(Phalanges) :** 수지골(손가락뼈)은 각 손가락에 3개의 지골과 엄지손가락에 2개의 지골이 합해서 14개의 뼈로 구성되어 있다. 족지골(발가락뼈)도 수지골과 마찬가지로 14개의 뼈로 구성되어 있다.

그림 4-13. 손의 뼈

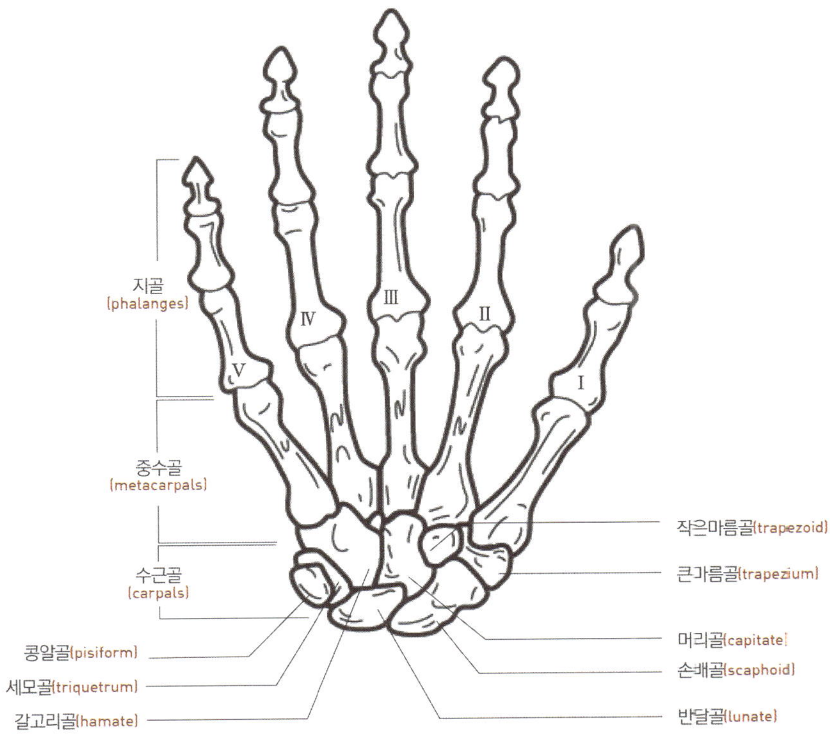

(4) 관골(골반대)

하지대에 속하는 뼈로 좌우 관골 하나씩 쌍을 이루고 있으며 하나의 뼈를 고관절뼈(Coxal bone), 골반뼈 또는 관골이라 하며 3개로 구성되어 있다.

- **장골(Ilium) :** 골반뼈 중 가장 크며 엉덩이에서 느껴지는 뼈다. 골수 생검을 하는 뼈이다.
- **좌골(Ischium) :** 골반의 가장 아랫부분으로 앉았을 때 체중을 유지하는 뼈이다.
- **치골(Pubis) :** 골반의 앞쪽에 위치하며 2개이다. 치골 결합 부위는 서혜인대의 부착점이다.

그림 4-15. 관골

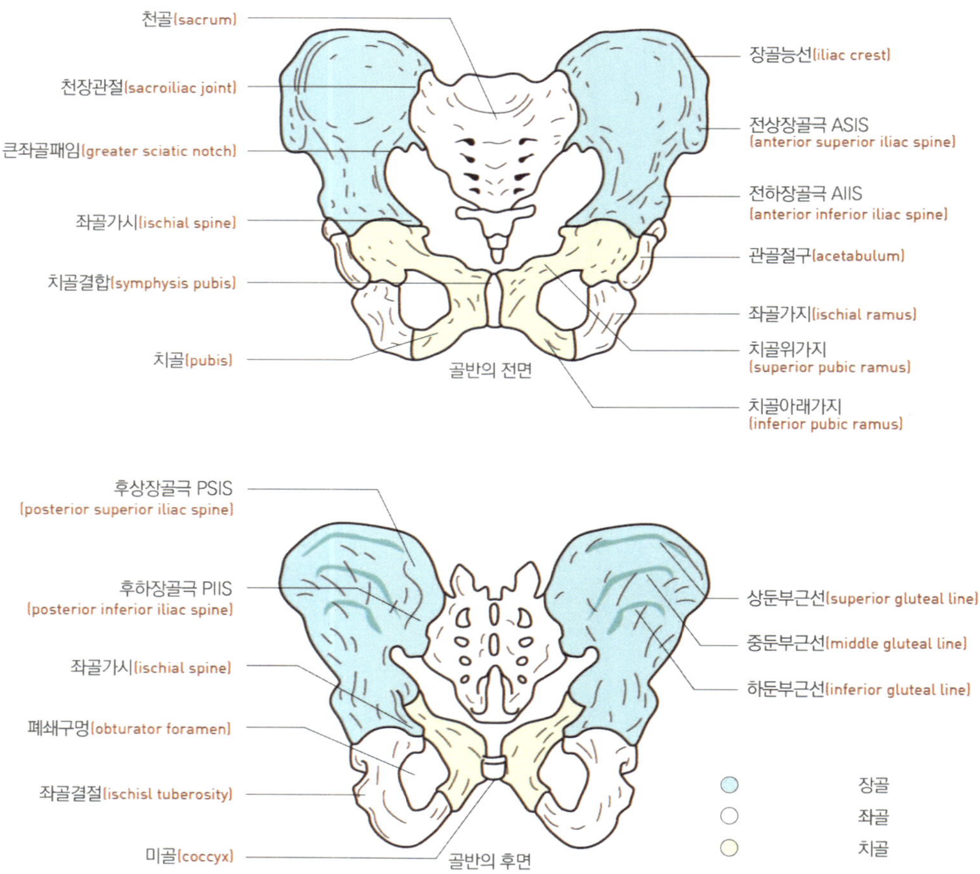

(5) 다리를 구성하는 뼈(하지골)

- **대퇴골(Femur)** : 허벅지뼈로 약 40cm 길이로 인체에서 가장 강하며 긴 뼈이다.
- **슬개골(Patella)** : 인체의 최대의 종자골로 삼각형의 편평골이다
- **경골(Tibia)** : 하퇴의 내측을 구성하는 뼈로 대퇴골과 관절을 0 루어 무릎을 구성하며 정강이 뼈라 한다.
- **비골(Fibula)** : 하퇴의 외측뼈로 약 31cm 길이로 외측 복사뼈를 이룬다.

그림 4-16. 하지골의 구조

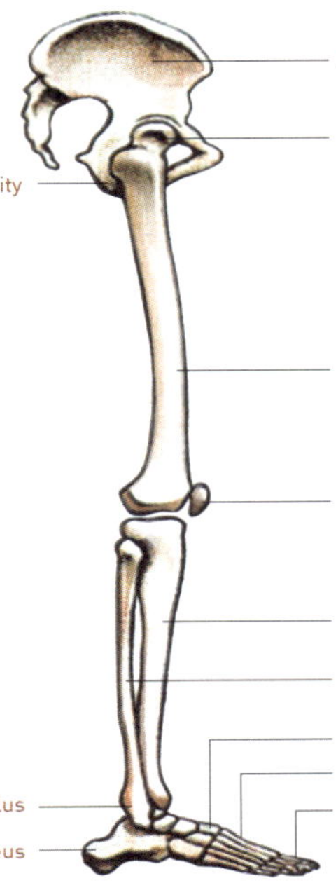

(6) 발을 구성하는 뼈(족근골)

발목과 가장 가까운 거골(距骨, 목말뼈)과 발꿈치의 종골(踵骨, 발뒤꿈치를 이루는 뼈), 발등을 이루는 중족골(中足骨, 발가락뼈 안쪽에 있는 다섯개의 뼈), 발가락을 이루는 지골(趾骨)이 있다. 종골과 종족골을 연결하는 인대와

건이 약할 경우 족궁(足弓, 발바닥이 안쪽으로 활처럼 휜 것)은 내려앉게 되어 편평족을 만든다.

그림 4-17. 발의 뼈

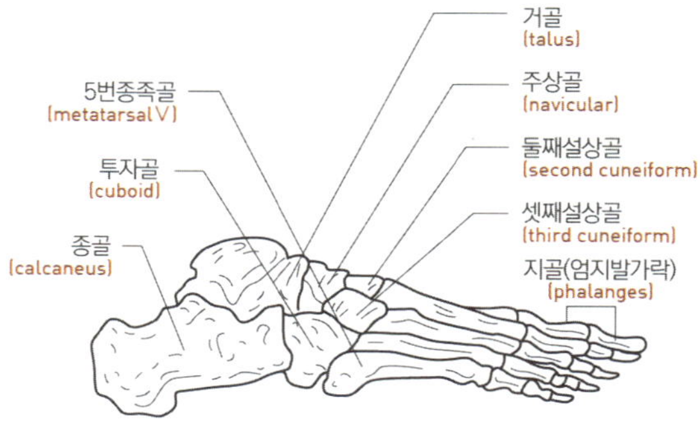

제5장 근육조직

1. 근육의 개요

표피, 진피, 피하 지방층의 하부에서 피부를 지탱하고 있는 것이 근육이다. 만약 기초를 형성하는 근육이 약해진다면 어떻게 될까? 토대가 튼튼하지 않은 곳에 집을 지으면 큰 충격이 가해질 경우 집이 무너지고 말 것이다. 비싼 화장품을 바른다고 해도 근육까지는 영향을 줄 수는 없다. 따라서 마사지가 필요한 것이다. 그런데 근육은 사용하지 않고 방치해두면 딱딱하게 굳어 버린다. 근육이 굳어지면 혈액의 흐름 또한 둔화되고 점차 산소나 영양분의 피부 흡수가 약화된다. 그 결과 혈색은 나빠지고 피부는 처지게 된다. 마치 갓 쳐낸 떡은 탄력이 있어 손으로 누르면 탄력이 있어 원래의 상태로 돌아오지만, 오래 방치해두면 딱딱하게 굳어버려 원래 상태로 돌아가기 어려운 것과 같다. 피부 처짐이나 주름을 개선할 목적으로 실시한 마사지가 오히려 역효과를 가져오는 경우도 있다. 근육의 방향을 무시한 마사지는 위험하다.

근육세포로 이루어진 근육은 뼈세포로 이루어진 뼈를 움직인다. 근육을 어떻게 움직이라고 지시하는 것은 신경세포이다. 근육은 신체가 변화하고 행동하는 다양한 움직임이 일어나는 신축성 있는 섬유조직이다. 근육조직이 활동하기 위해 골격과 신경조직에 의지한다. 근육 조직은 뼈대를 지탱하고 골격모양을 형성해주며 골격을 둘러싸 줌으로써 우리 몸을 보호한다. 근육계는 크고 작은 620개의 근육으로 있으며 인체의 40~50%의 무게를 차지한다. 근육은 몸을 지탱하거나 움직일 때 필요하다. 특히 사람처럼 두 발로 걷는 동물에게 다리는 전신의 무게를 지탱하기 때문에 매우 중요하다. 근육은 형태에 따라 골격근과 평활근, 심장근으로 구분하며 수의근(隨意筋, Voluntary Muscle)과 불수의근(不隨意筋, Involuntary Muscle)으로 나눌 수 있다. 수의근이라 함은 말 그대로 내 의지대로 움직일 수 있는 근육을 말하는 것으로, 예컨대 손가락, 발가락, 팔다리, 목 등 일반적인 신체 근육을 말한다. 반대로 불수의근은 내 마음대로 움직일 수 없는 근육을 말한다. 이 불수의근 가운데 대표적인 근육이 바로 심장근육이다. 심장은 내가 멈추고 싶다고 해서 멈추어지지 않는 것이다.

근육은 수 천 개의 근섬유로 이루어져 있으며 근막이란 질긴 막으로 둘러 싸여 있다. 근막의 바깥층은 근상막이라 하고 질긴 강한 끈과 같은 조직부위를 건(腱, 힘줄, Tendon)이라 한다. 예를 들면, 팔 알통의 앞부분을 짚으면 단단하게 짚어지는 근육이 만져지는데, 이것이 바로 '건(Tendon)' 이다. 우리 몸 가운데 가장 큰 건은 발목 뒤에 있는 아킬레스건(Achilles tendon)이다. 이곳이 손상되면 걷지 못하게 된다.

한편, 근섬유는 세포핵이 한 개 이상이며 근초라는 세포닥에 싸여 있으며 내부에는 T세관이 존재한다. 근섬유는 근원섬유라는 긴 원통의 구조가 모여서 이루어져 있으며 근원섬유의 근절이라는 수축성 단위는 근육 운동이 가능하게 만드는 구조이다. 근절은 Z선에서 Z선까지를 하나의 단위로 보며 그 안에서 액틴과 마이오신 필라멘트가 배열되어 있다. 이 두 가지의 필라멘트는 수축 시 미끄러져 들어가 근육의 길이가 짧아지게 된다. 마이오신 필라멘트의 머리와 액틴 필라멘트의 연결고리가 만나고 분리되는 것을 돕는 역할을 하는 것이 아데노신3인산염(ATP)이다.

2. 근육의 종류

1) 수의근

얼굴, 팔, 다리의 근육처럼 의지에 의해 마음대로 움직일 수 있는 근육으로, 수의근의 근섬유는 가로무늬근이라고도 한다. 그러나 예외로 심장근은 가로 무늬가 있어도 수의근이 아니다. 수의근의 운동은 불수의근보다 빠르다. 수의근이라 해도 골격근 등은 근육무리로써 움직일 수 있으나 개개의 근육은 따로따로 움직이게 할 수 없다.

2) 불수의근

위장, 내장과 같이 의지에 관계없이 그 기능을 발휘하는 비수의근이다. 내장의 벽을 만드는 근 등이 이에 속하고, 대개 민무늬근(平滑筋, Smooth Muscle)이다. 일반적으로 수의근에 비해 운동속도가 늦고, 호르몬이나 신경의 조절에 따라 움직이며, 긴장의 상태에 따라 움직이는 정도가 달라진다.

3) 근육의 자극

근육조직은 화학적, 물리적 작용이나 열, 빛, 광선 등에 의해서 자극을 받는다. 다시 말해서 특정 산이나 염 등의 화학성분, 마사지, 고주파나 저주파 등의 전류, 적외선과 같은 광선, 열 램프나 열 마스크 등의 열선, 스팀이나 온습포 등의 습열에 의해서 신경계통을 통해 신경이 자극을 받게 되면 근육조직도 자극을 받는다.

옛날에는 어깨 결림이나 요통이라는 질병으로 인류의 80% 이상이 어떤 형태로든 고통을 당하고 있었다. 그런데 이 어깨 결림이나 요통이 통증을 일으키고 있을 때 환부의 근육이나 근막(근육을 싸고 있는 막, 혈관이나 신경이 지나가고 있음)에 염증이 생겨 근육이 긴장되어 근육이나 근막내의 혈액순환이 나빠진다.

혈액을 듬뿍 빨아들인 근육을 해면에 비유한다면, 근육이 긴장된 상태란 혈액을 쭉 짜낸 상태라고 생각할 수 있다. 이렇게 되면 염증을 일으키고 있는 근육이나 근막은 지각신경의 영양부족 상태가 된다. 그러면 이 부분에 있는 지각신경도 영양부족의 영향을 받아 뇌를 향하여 위험신호를 보내게 된다. 이 신호로 뇌에서 아프다고 하는 신호로 받아들여지는 것이다.

만약 전형적인 근육들을 대각선으로 베어보면 그 단면이 전화선과 비슷한 형태를 하고 있음을 알 수 있다. 그 내부에는 보다 가는 섬유다발이 있으며 각각의 다발에는 더욱 가는 케이블이 들어 있다. 처음 접하게 되는 근의 가장 큰 다발은 신경, 모세혈관 및 결합조직이 들어 있는 근섬유로 구성되어 있다. 각각의 근 섬유는 근원섬유(Myofibril)라고 불리는 보다 가느다란 섬유들로 되어 있다. 또한 각각의 근원섬유에는 마이오신(Myosin, 굵은 실)과 액틴(Actin, 가는 실)이라는 근단백질을 함유하고 있는 서로 엇갈린 근필라멘트가 늘어서 있다. 사람이 나이를 먹으면 뼈를 움직이는 횡문근을 이루는 탄력성이 있는 섬유들은 섬유증으로 알려진 과정을 통하여 결합섬유들로 서서히 대체된다. 이 새로운 결합조직은 튼튼하지만 탄력성은 없다. 이런 이유로 늙으면 체력이 떨어지면서 근육의 반응이 느려지게 된다.

그림 5-1. 전신에 존재하는 여러 가지 근육

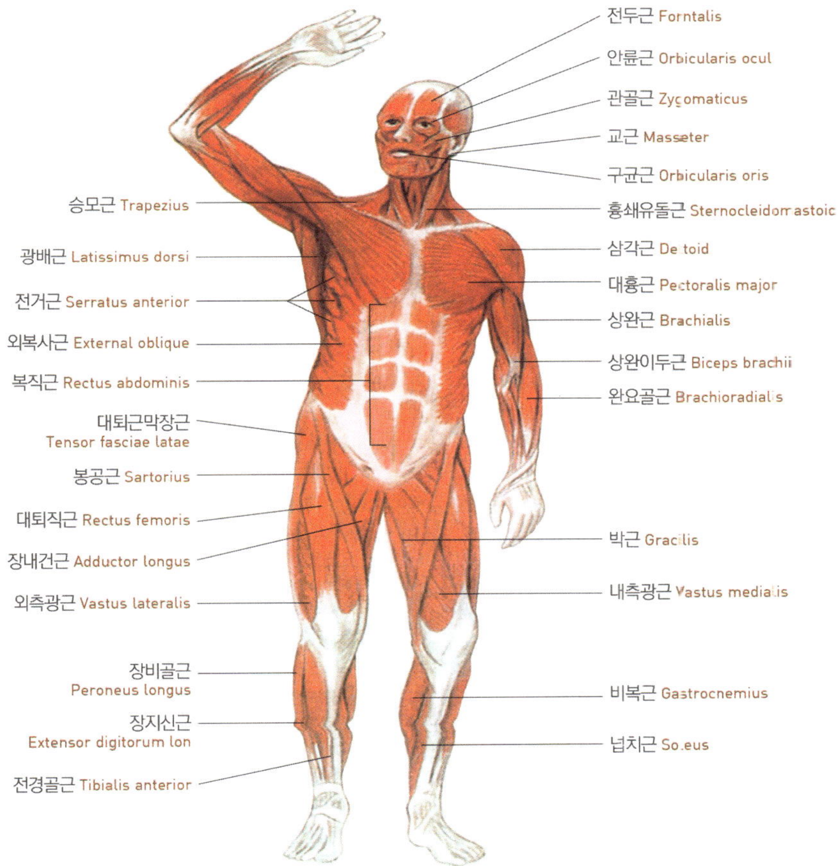

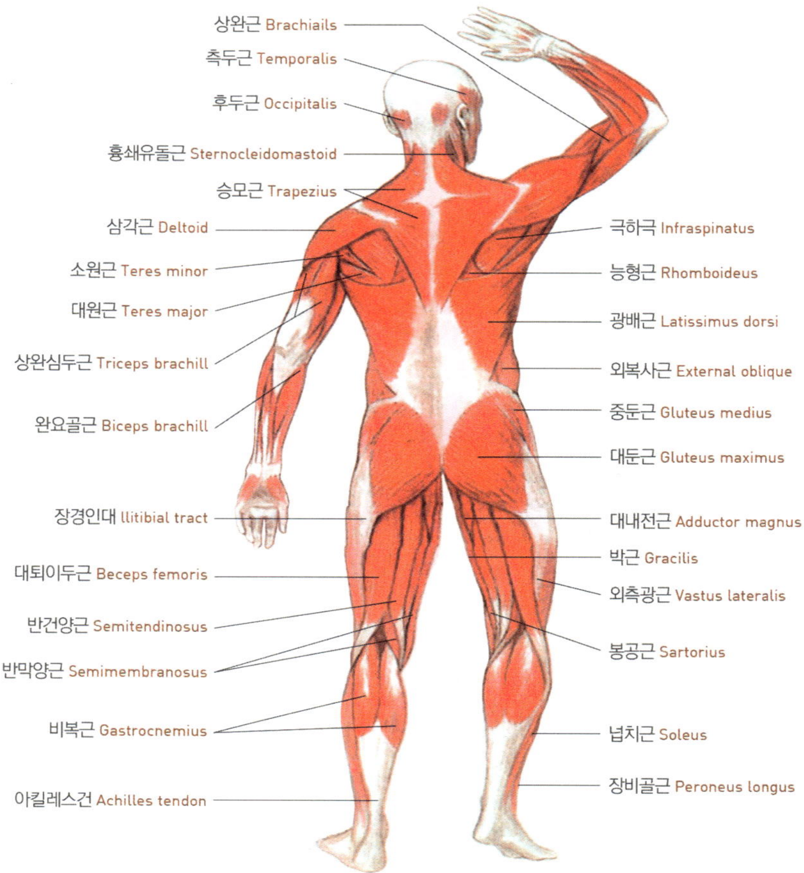

3. 전신의 근육

마사지를 효과적으로 잘 하기 위해서는 머리, 얼굴, 목, 팔, 손 등에 있는 수의근에 대해 잘 알고 있어야 한다. 이와 같은 근육은 어디에 위치하며 무엇을 조절하는지 기본적으로 알고 마사지를 실시해야 한다.

1) 두피의 근육

(1) 후두전두근(後頭前頭筋) : 두개골의 상부를 차지하는 넓은 근육이다. 이것은 두 부분으로 구성되어 있다.

(2) 후두근(後頭筋) : 머리 뒷부분을 차지한다.

(3) 전두근(前頭筋) : 머리 앞부분으로 눈썹을 치켜 올리고 두피를 앞으로 잡아 당겨서 이마를 가로 지르는 주름살이 생기게 한다. 전두근과 후두근은 모두 건막이라고 불리는 건에 의해 연결되어 있다.

(4) 건막(腱膜) : 교원섬유 덩어리로 이루어진 섬유막으로 전두근과 후두근 사이에 넓게 걸쳐 있다.

그림 5-2. 모상건막

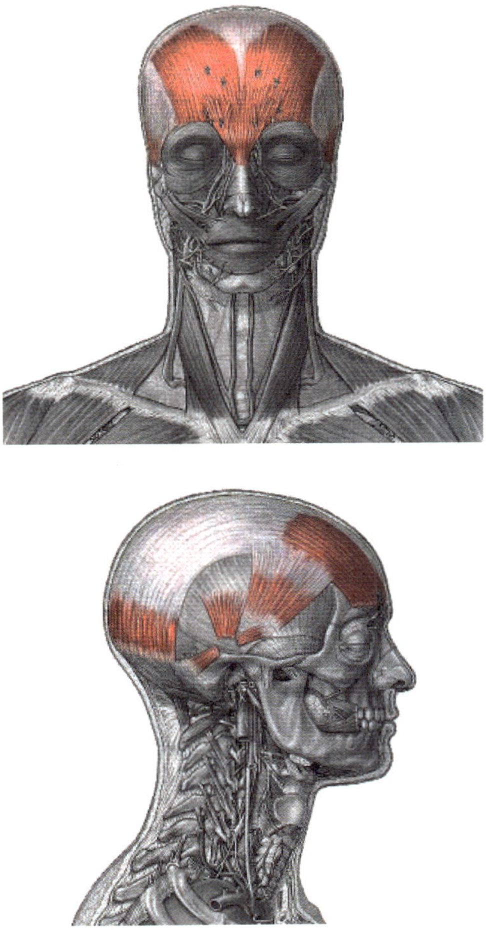

그림 5-3. 얼굴의 전면근육

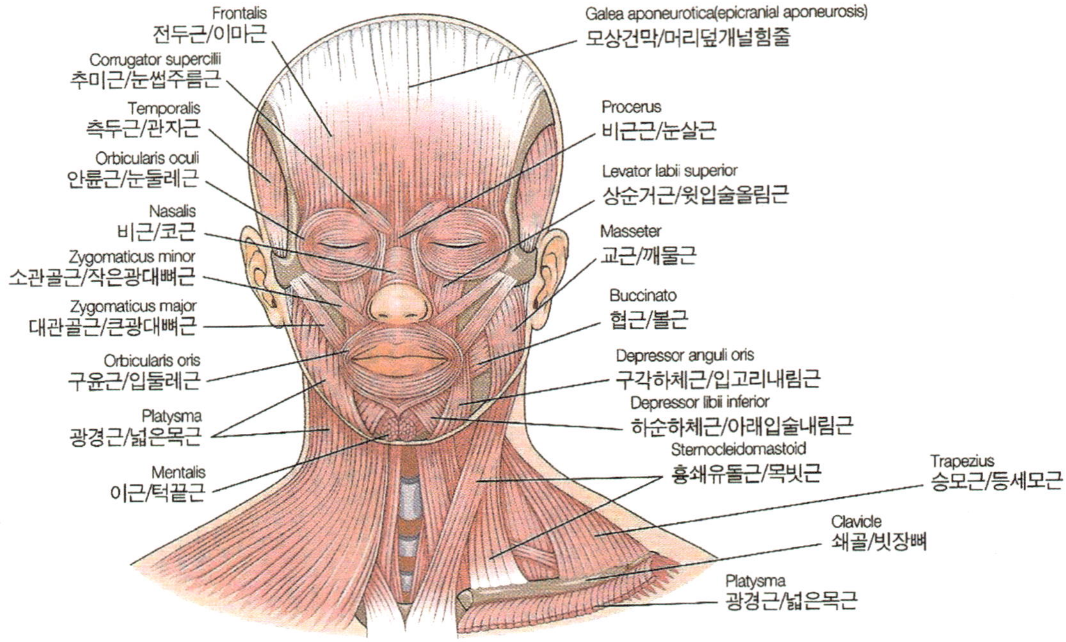

그림 5-4. 얼굴 측면근육

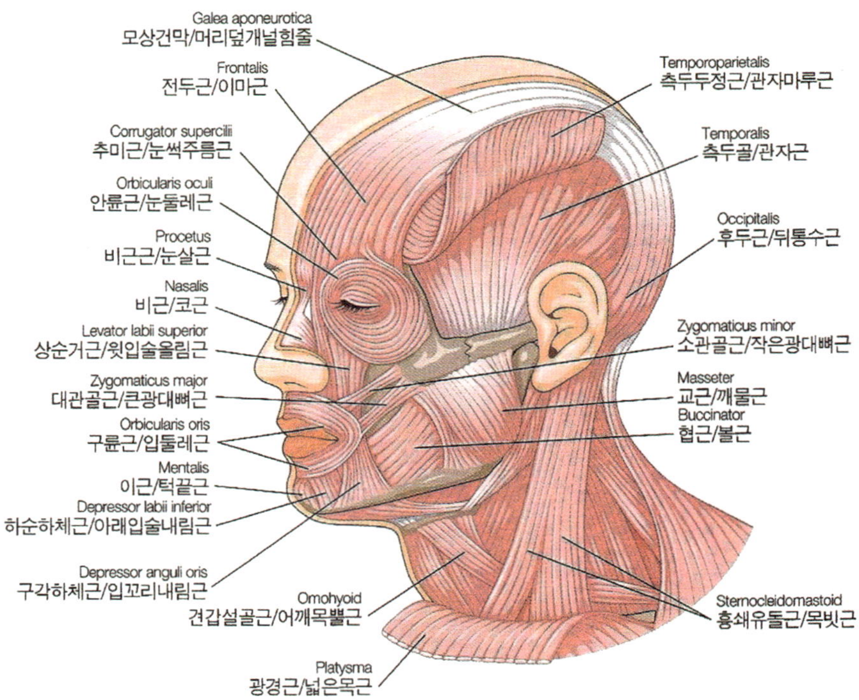

2) 눈썹의 근육

(1) **안륜근 :** 안구의 가장자리를 둘러싸고 있으며 눈을 감거나 깜빡 거릴 수 있게 한다.

(2) **추미근 :** 전두근과 안륜근 아래에 있으며 눈썹을 아래와 안쪽으로 잡아당긴다. 이것은 수직선상의 주름을 만들어서 찌푸리는 인상을 짓게 한다. 이마에 주름을 형성한다.

(3) **상안검거근 :** 안검상부에 정지하여 눈을 뜨게 한다.

(4) **미모하체근 :** 눈썹을 밑으로 당기는 근으로 눈물이 나올 때 작용한다.

그림 5-5. 추미근

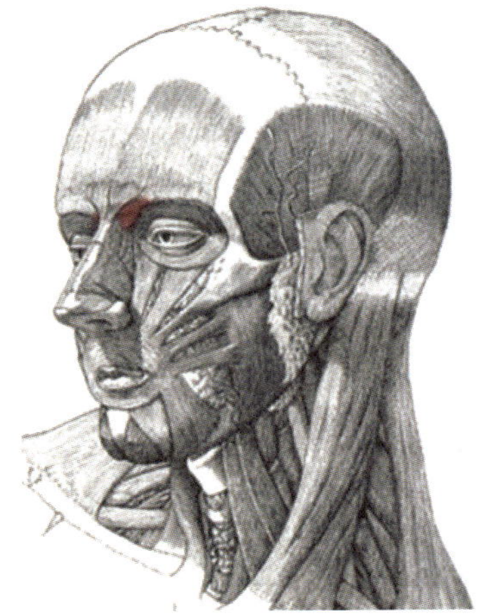

그림 5-6. 안륜근

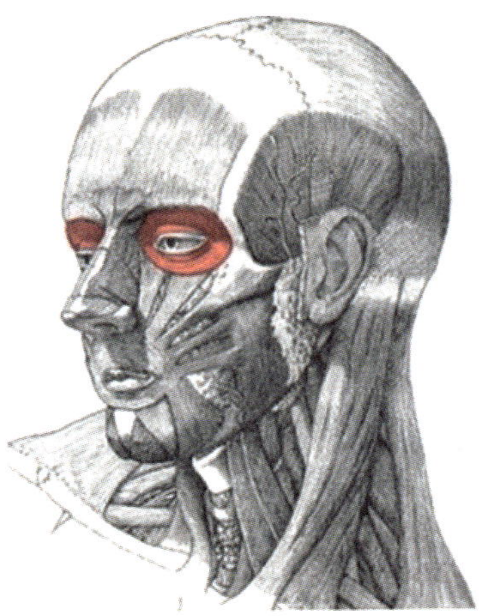

3) 코의 근육

(1) 비근 : 코의 상단을 덮고 있으며 눈썹을 내려오게 하고 콧대를 가로지르는 주름살을 만든다.

그림 5-7. 비근

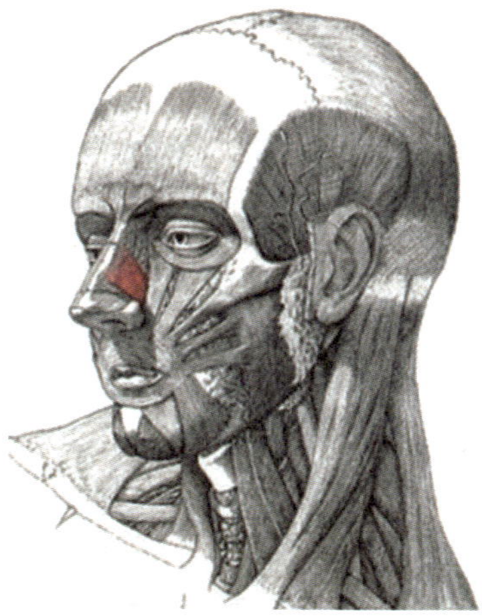

4) 입의 근육

(1) 상순거근 : 세부분으로 구성되어 있으며 입술의 윗부분으로 감싸주고 닫았다 열었다 할 수 있게 한다.

(2) 상순비익거근 : 윗입술을 위로 당겨 코의 주름을 짓게 한다. 협골뼈(광대뼈)에서 입가에까지 뻗어 있다. 크게 웃을 때 사용된다. 관골근이라고도 한다.

(3) 대관골근 : 구각을 위쪽으로 당겨서 웃는 표정을 만든다.

(4) 구각하체근 : 입술 아랫부분을 둘러싸고 있다. 구각(입꼬리)을 아래로 끌어 내려주게 한다.

(5) 협근 : 입안에 공기를 담을 수 있게 해주어, 풍선을 힘껏 불 때도 이용된다. "볼근"이라고도 한다.

(6) 구각거근 : 입의 각도를 올려준다. 입을 크게 벌릴 수 있게 해준다. 견치(犬齒)근이라고도 한다.

(7) **이근** : 턱 끝에 위치하며 턱 끝의 주름을 지게 한다.

(8) **구륜근** : 입을 다물게 하며 음식물을 먹을 때 밖으로 나오는 것을 막아주며, 촛불을 끄거나 휘파람을 불 때도 이용된다. "입둘레근"이라고도 한다.

(9) **소관골근** : 구각(口角)에 부착된 근육으로 씩 웃음을 짓게 한다.

(10) **소근** : 구각을 바깥쪽으로 당겨 보조개를 만든다.

(11) **하순하체근** : 아랫입술을 밑으로 당긴다.

그림 5-8. 안면골과 안면근

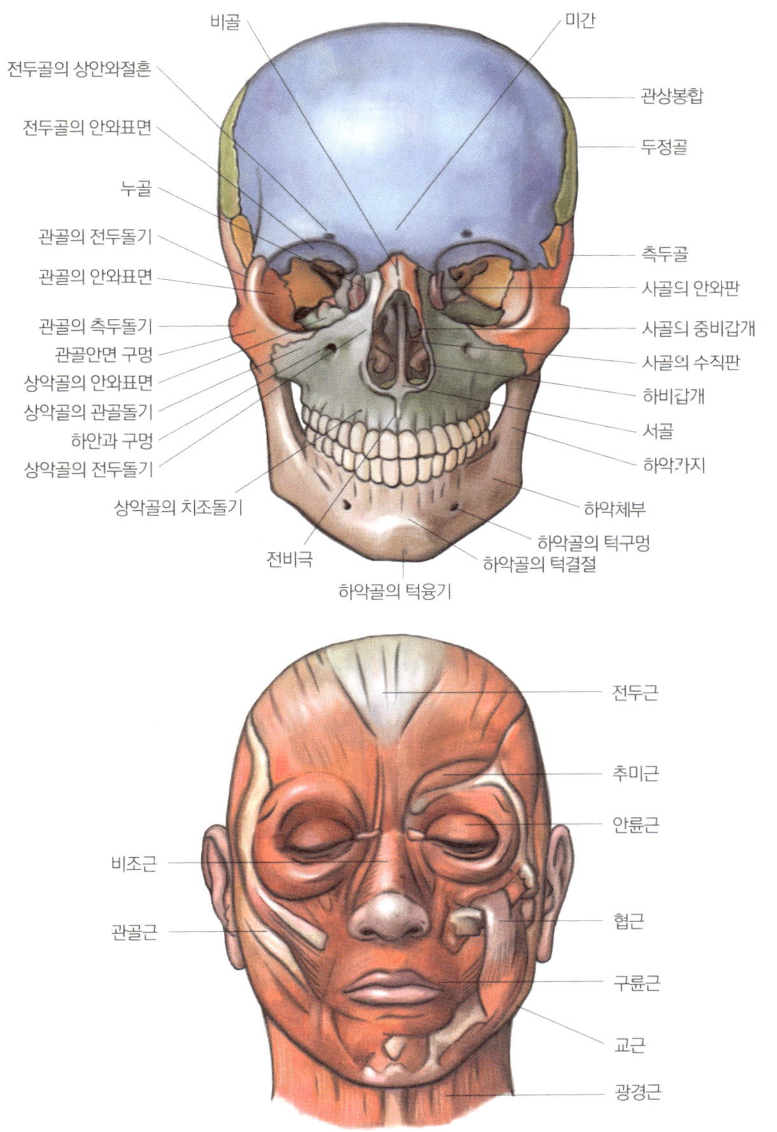

5) 저작근

음식물을 씹을 수 있도록 하는 근육으로 아래턱을 잡아당기며 인체에서 가장 강한 근육이다.

(1) **교근 :** 어금니를 깨물 때 느낄 수 있는 인체에서 가장 강한 근육으로 아래턱을 위로 당긴다.

(2) **측두근 :** 머리의 외측으로 입을 벌리고 다무는데 교근과 협동작용을 한다.

(3) **내측익돌근 :** 하악골을 위로 당겨준다.

(4) **외측익돌근 :** 양쪽 작용 시 하악골을 앞으로 당기며 턱을 열게 하고 한쪽 작용 시 턱이 좌우로 움직일 수 있다.

그림 5-9. 저작근

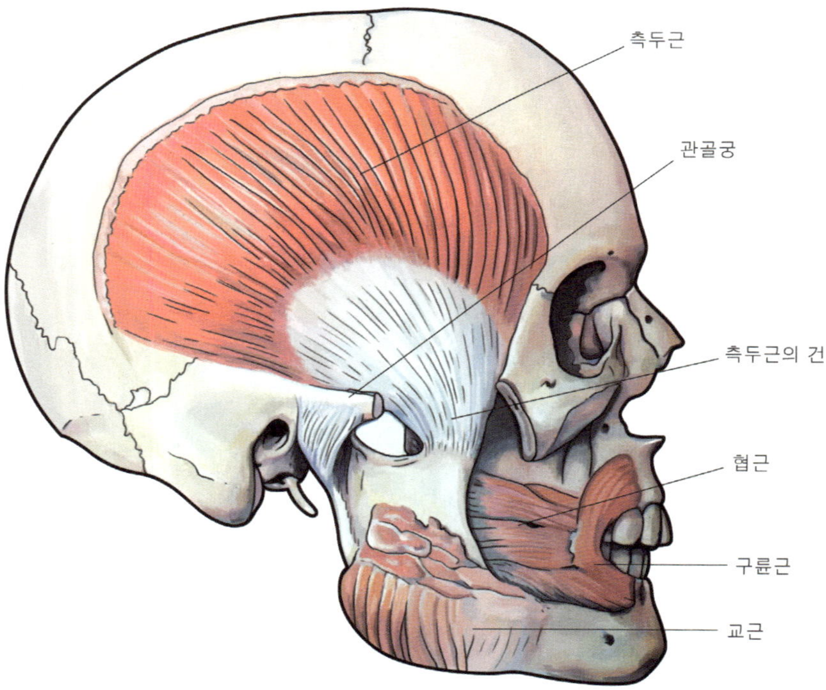

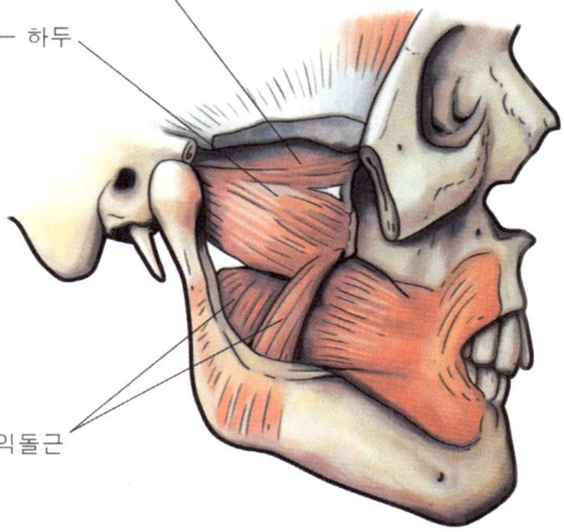

6) 귀의 근육

(1) **상이개근** : 귀 위쪽에 위치한다.
(2) **후이개근** : 귀 뒤쪽에 위치한다.
(3) **전이개근** : 귀 앞쪽에 위치한다.

7) 목의 근육

(1) **광경근** : 목 부위 전역에 퍼져 있는 얇고 광범위한 넓은 목근으로 목에 주름을 만들게 한다.
(2) **흉쇄유돌근** : 흉골과 쇄골에서 귀 뒤쪽까지 뻗은 것으로 머리를 회전할 수 있게 한다.

그림 5-10. 목 근육

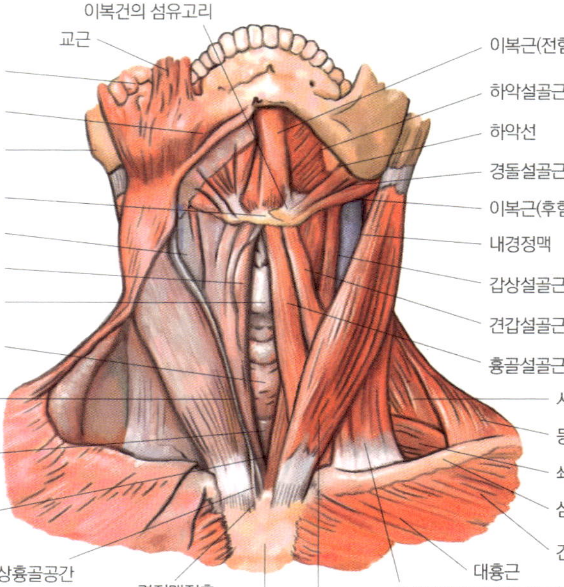

8) 체간근육

체간을 구성하는 근육은 호흡근육, 복부근육, 척추근육, 골반 부위를 형성하는 근육이다.

(1) 호흡근육 : 외늑간근, 내늑간근은 늑골사이에 있는 근육으로 흉강을 넓히고 조인다. 횡격막은 복강과 흉강을 분리하는 반구형 모양의 근육으로 흡기근육이다.

그림 5-11. 호흡에 관여하는 근육

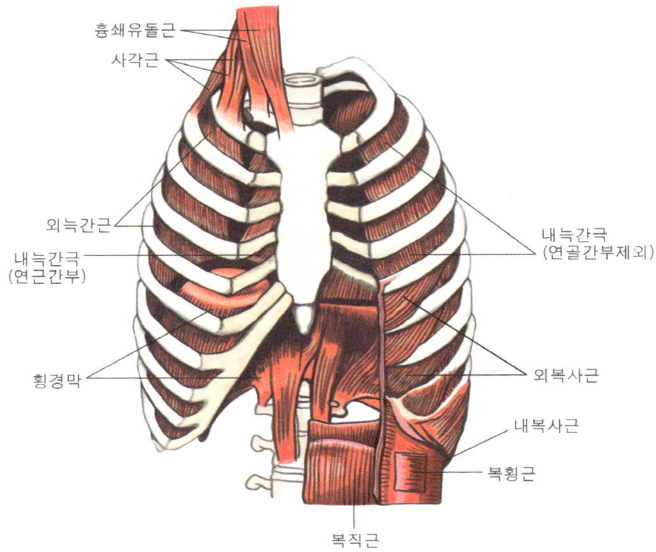

(2) 배근 : 등 쪽의 근육으로 척주에서 상지를 연결하는 천배근, 등 쪽의 깊은 곳에 있는 심배근, 후두골과 제2경추를 연결하는 후두하근이 있다.

그림 5-12. 등 근육

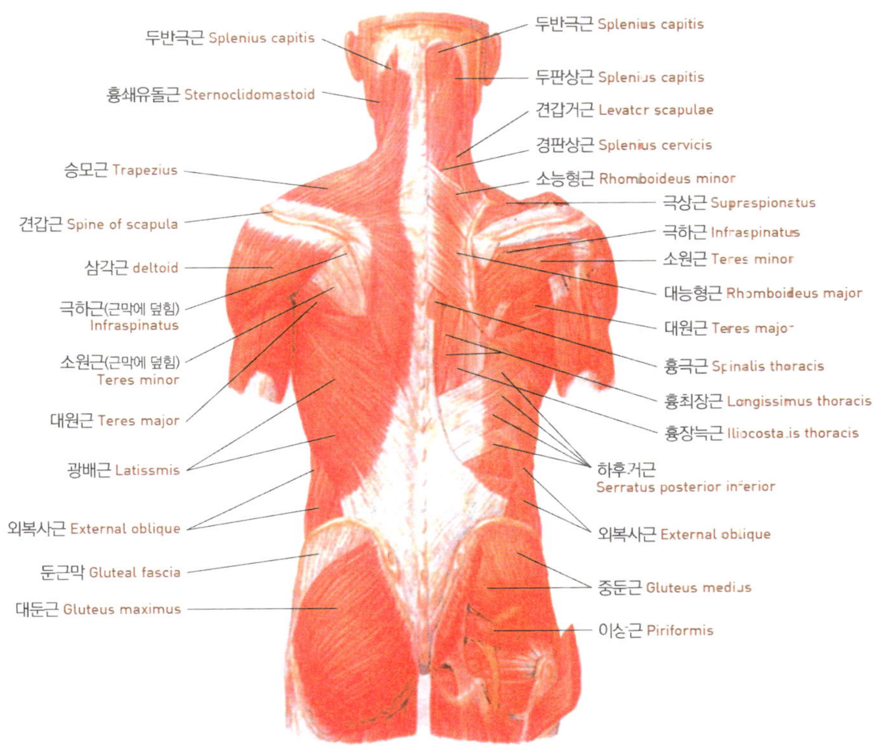

(3) 복부근육 : 복벽을 강하게 만드는 근육이다.

* **외복사근, 내복사근 :** 척주의 회전과 굴곡을 담당하며 복부의 장기를 압박 한다.
* **복횡근 :** 외복사근과 내복사근을 도와주는 근육이다.
* **복직근 :** 복직근과 함께 복직근초에 싸여있다. 복직근의 중앙에 해당하는 선으로 혈관과 신경의 분포가 적은 백선을 긴장시키는 근육이다.

그림 5-13. 복부의 근육

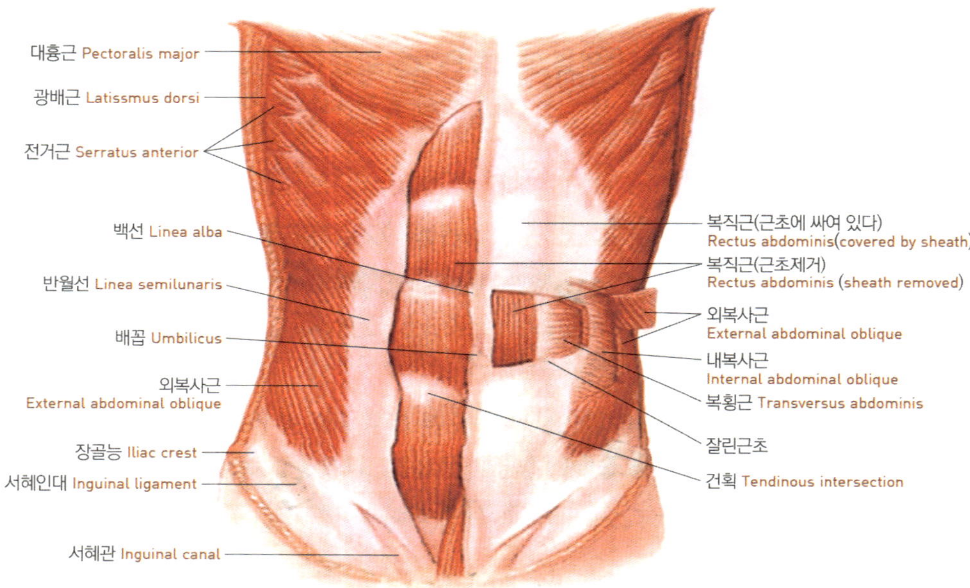

복부의 근

(4) 척추근육

척추에 부착된 근육으로 척추 운동에 관여한다.

척추신전근은 등 쪽에 위치하여 신체를 앞으로 기울일 때 잡아주는 작용과 물건을 들어 올리는 작용을 하며 척추기립근이라고도 한다.

척추 회전근은 척추뼈 하나하나를 불안정하지 않도록 즉, 흔들리거나 밀리지 않도록 잡아주는 역할을 한다.

그림 5-14. 척추 근육

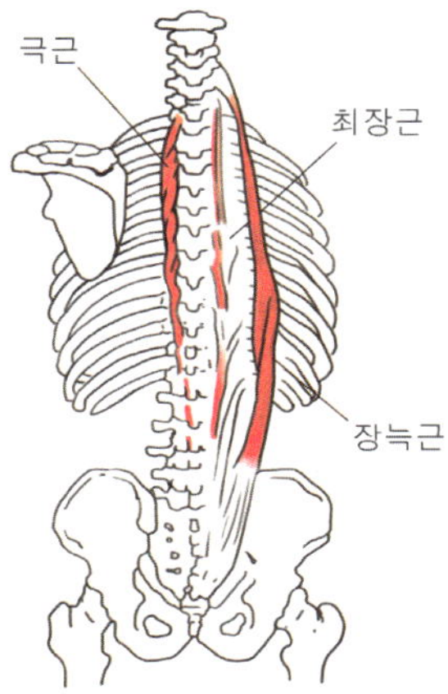

[척추신전근-등근육]

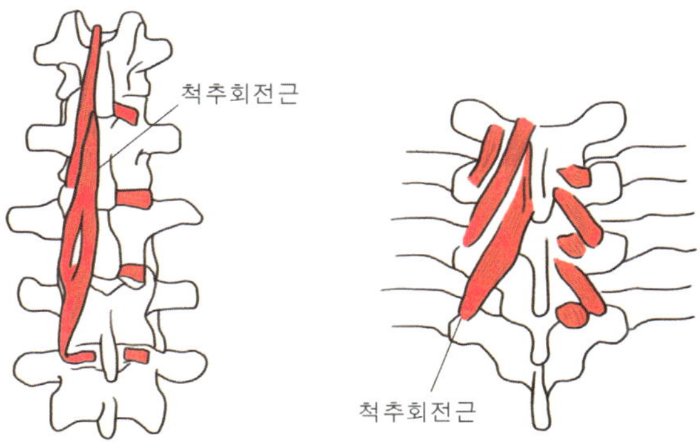

[척추회전근-척추 심부근육]

(5) 반저근육

골반내장을 지지하고 생식기의 기능을 보조하여 허리의 커브를 유지해주는 근육을 장요근이라 하며 척추의 앞쪽을 지지한다. 허리와 골반의 안정성은 요방형근이 요부의 양옆에서 허리가 골반위에서 독립적으로 유연성 있게 움직일 수 있도록 도와준다.

그림 5-15. 반저근육

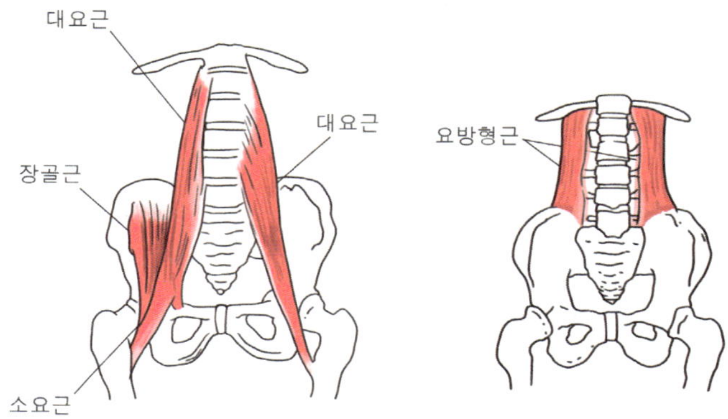

9) 신체에서 팔로 부착된 근육

신체에서 팔로 부착되어 있으며 어깨와 팔을 움직이게 하는 기본적인 근육은 다음과 같다.

(1) 승모근 : 후방에 목과 어깨에 위치한다. 등 마사지를 실시할 때 풀어주어야 하는 근육의 하나이다. 하늘을 쳐다보게 하는 근육이다.

(2) 광배근 : 목 뒤와 등 위쪽 중간 부분을 차지하고 있다. 어깨의 견갑골을 돌리고 팔을 휘두르는 동작을 조절한다.

그림 5-16. 신체에서 팔로 부착된 근육(승모근, 광배근)

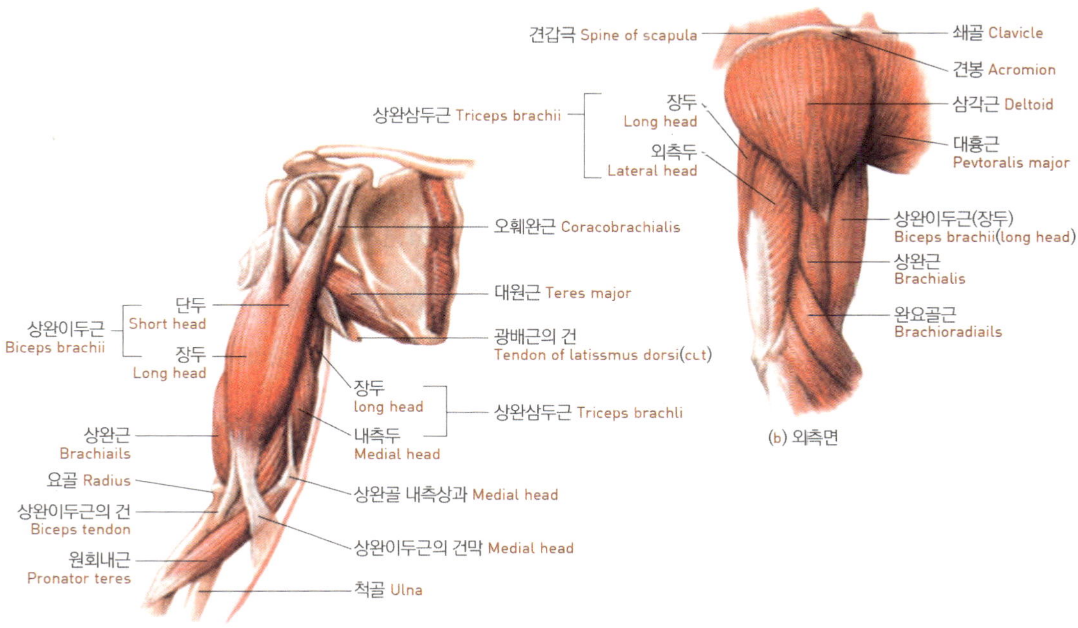

(a) 전면

(b) 외측면

10) 어깨, 팔, 손의 근육

(1) 어깨의 근육

근육은 움직임에 따라 명칭을 달리하며 회내근은 손을 안쪽으로 돌려서 손바닥이 아래로 향하게 할 때 사용된다. 회외근은 손을 바깥쪽으로 돌려 손바닥이 위로 향하게 할 때 쓰인다. 굴근은 손목과 같이 근육을 수축시켜 구부리게 하는 근육이다. 신근은 일직선상으로 손목, 손, 손가락을 쭉 펴게 한다. 관절을 뻗게 하는 근육이다.

* **삼각근** : 크고 두꺼우며 삼각형 모양의 근육으로 어깨를 덮고 있으며 팔을 들어 올리고 돌리는 역할을 한다.

* **견갑하근** : 위쪽 팔을 안쪽으로 돌리고 뻗게 하는 근육이다.
* **극상근** : 위쪽 팔을 바깥쪽으로 돌리고 뻗게 하며 팔을 올려주는 근육이다.
* **극하근** : 위쪽 팔을 바깥쪽으로 돌리고 뒤로 당기게 하는 근육이다.
* **소원근** : 위팔의 안쪽으로 신장시키며 바깥쪽 회전을 하며 뒤로 당기게 하는 근육이다.
* **대원근** : 위팔의 안쪽 신전과 안쪽회전을 하는 근육이다.

(2) 팔의 근육

① 상완의 근

* **상완이두근** : 위쪽 팔 앞부분에 있는 상부가 두 부분으로 되어 있는 중요한 근육이다. 앞팔을 들어 올리고 팔꿈치를 굽히고 손바닥을 아래로 뻗게 한다.
* **상완삼두근** : 위팔의 뒷부분을 전체적으로 덮고 있으며 앞 팔의 앞부분까지 뻗어 있는 상부가 세부분으로 되어 있는 근육이다.
* **상완근** : 상완골의 전체에 기시하며 상완이두근 밑에 위치하고 있다. 전완의 굴곡에 관여한다.
* **오훼완근** : 상완의 안쪽 신전과 굴곡에 관여하며 상완의 내면 중앙부에 위치한다.
* **주근** : 전완의 신전에 관여한다.

그림 5-17. 상완의 근

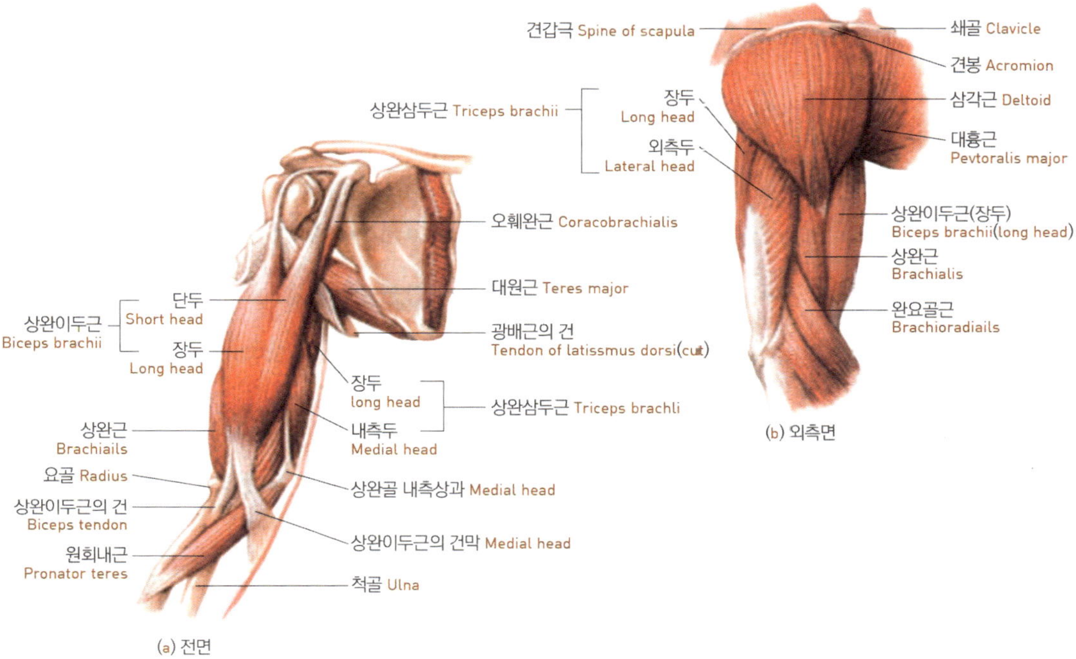

② 전완의 근

㉠ 굴근

* **원회내근, 방형회내근 :** 전완의 안쪽 신전운동을 한다.
* **장무지굴근 :** 무지의 굴곡에 관여한다.
* **천지굴근, 심지굴근 :** 제2-5지의 굴곡에 관여한다.
* **장장근 :** 손목의 굴곡에 관여한다.
* **척측수근굴근 :** 손목의 굴곡과 안쪽으로 신전하게 한다.
* **요측수근굴근 :** 전완을 구부리게 하며 손목을 바깥쪽으로 뻗게 한다.

ⓛ 신근

* **완요골근 :** 전완을 굽히게 한다.
* **장요측수근신근, 단요측수근신근, 척측수근신근 :** 손목의 신전과 바깥쪽 회전을 담당한다.
* **지신근 :** 제2, 5지와 팔목을 신전시킨다.
* **소지신근 :** 제5지를 신전시킨다.
* **회외근 :** 전완을 신전시킨다.
* **단무지신근, 장무지신근 :** 무지의 신전과 외전을 담당한다.
* **시지신근 :** 제2지의 신전을 담당한다.
* **장무지외전근 :** 무지와 손목의 바깥쪽 신전을 담당한다.

그림 5-18. 전완의근

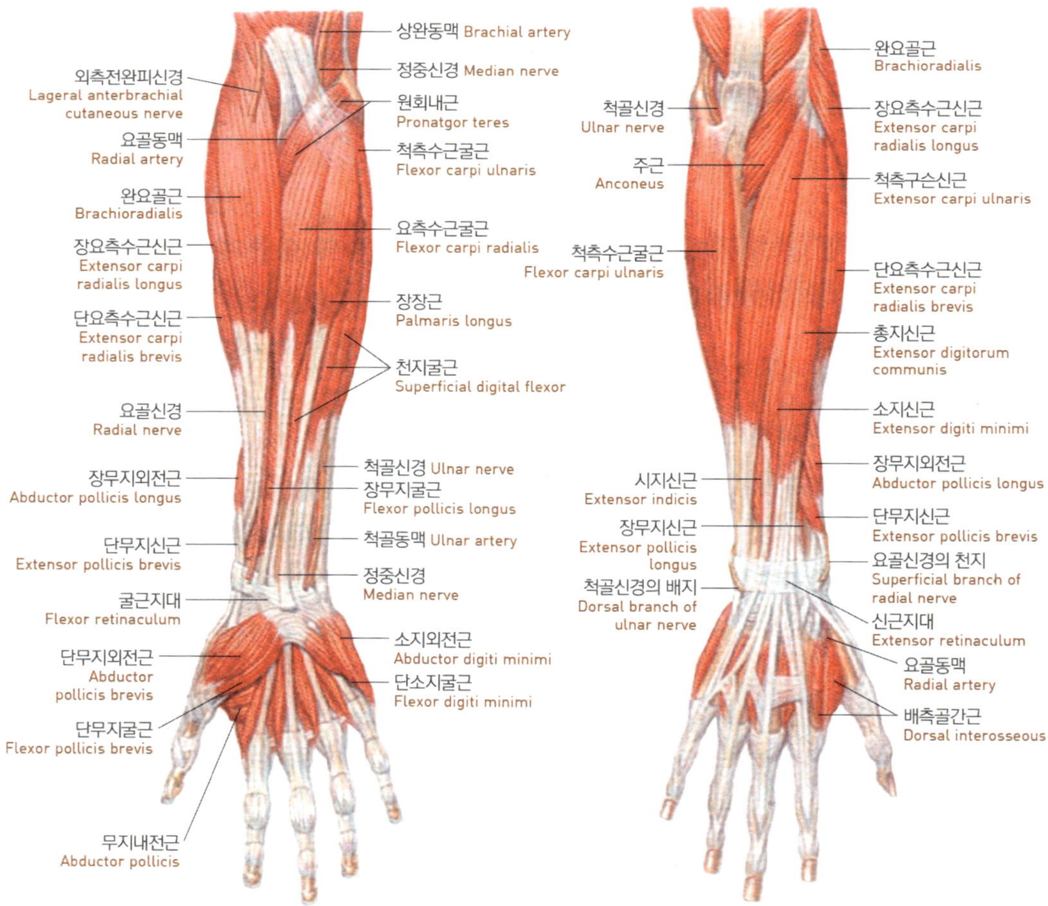

③ 손의 근

무지구근, 중수근, 소지구근으로 구분한다.

* **무지구근** : 단무지외전근, 단무지굴근, 무지대립근, 무지내전근이 외전과 굴곡의 작용을 한다.
* **중수근** : 충양근과 장측골간근, 배측골간근이 있으며 2-5지의 글곡과 신전에 관여한다.
* **소지구근** : 소지외전근, 단소지굴근, 소지대립근이 있으며 소지의 외전과 굴곡, 신전을 관여한다.

그림 5-19. 손의 근

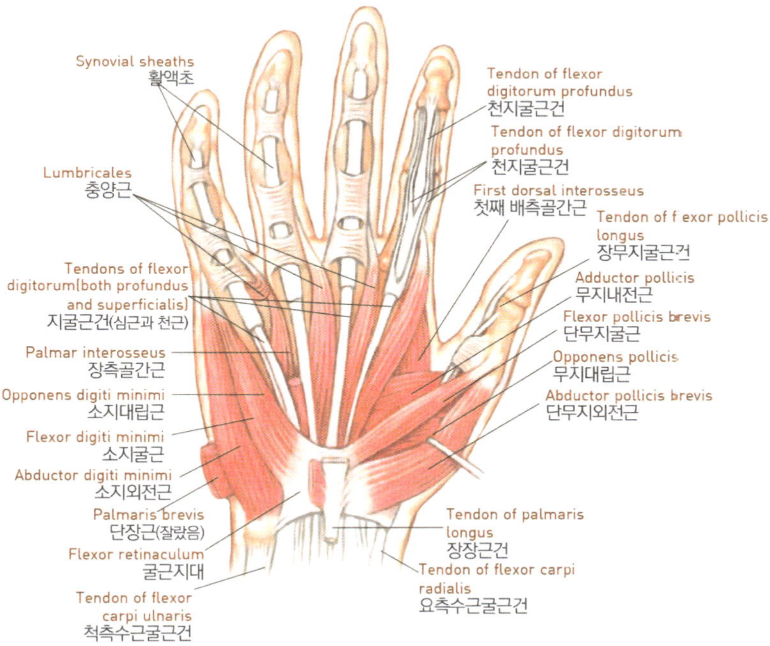

11) 하지연결부의 근육

(1) 둔근 : 대퇴를 바깥으로 돌려주는 근육(외전), 대퇴를 옆으로 들어 올려준다.

* **대둔근** : 인체에서 가장 큰 근육이며 앉을 때 작용한다.
* **중둔근** : 근육주사 부위이다.
* **소둔근** : 어린아이의 근육주사 부위이다.

그림 5-20. 둔부의 근

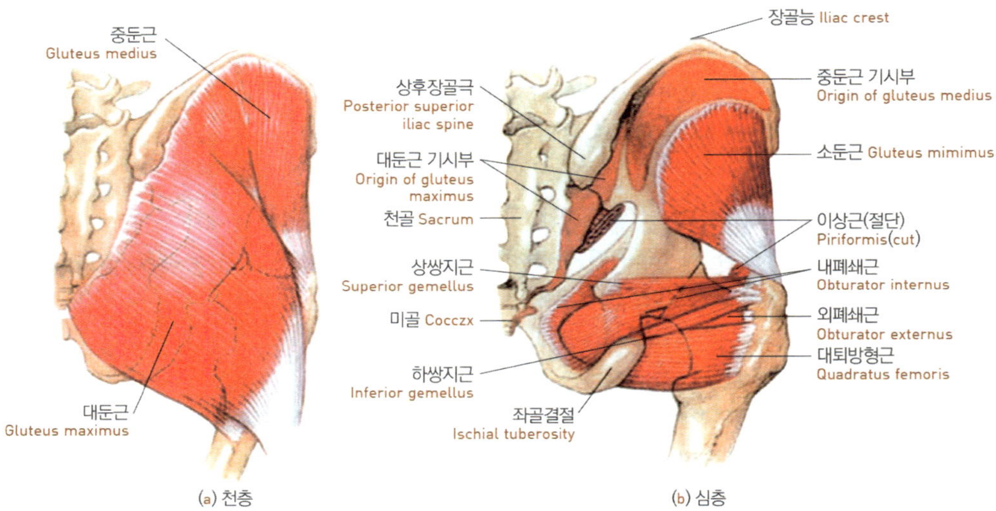

12) 대퇴의 근육

(1) 대퇴사두근 : 대퇴의 앞쪽과 바깥쪽 표면에 부착되어 하퇴를 앞으로 뻗게 한다.

* **대퇴직근** : 경골에 부착된 건에 붙어있으며 고관절의 대퇴굴곡에 관여한다.
* **외측광근, 내측광근, 중간광근** : 하퇴의 신전에 관여한다.

(2) 봉공근 : 대퇴 앞부분을 비스듬히 지나가는 긴 근육으로 다리를 꼬아 앉을 때 사용하며 인체에서 가장 긴 근육이다.

(3) 후대퇴근

* **대퇴이두근** : 대퇴의 뒷면 경골과 비골에 부착되어 있다.

*** 반건양근, 반막양근 :** 고관절의 신전과 대퇴의 내전, 슬관절의 굴곡과 내측 회전을 담당한다.

(4) 대퇴내전근 : 대퇴의 내측에 위치한 근육으로 수축 시 대퇴를 신전시킨다. 승마 시 계속 사용되는 근육이다.

*** 장내전근, 대내전근, 치골근 :** 대퇴의 내전과 굴곡 안쪽 회전을 하게 한다.

*** 단내전근 :** 대퇴의 내전과 굴곡을 담당한다.

*** 박근 :** 대퇴의 내전을 담당한다.

그림 5-21. 대퇴의 근

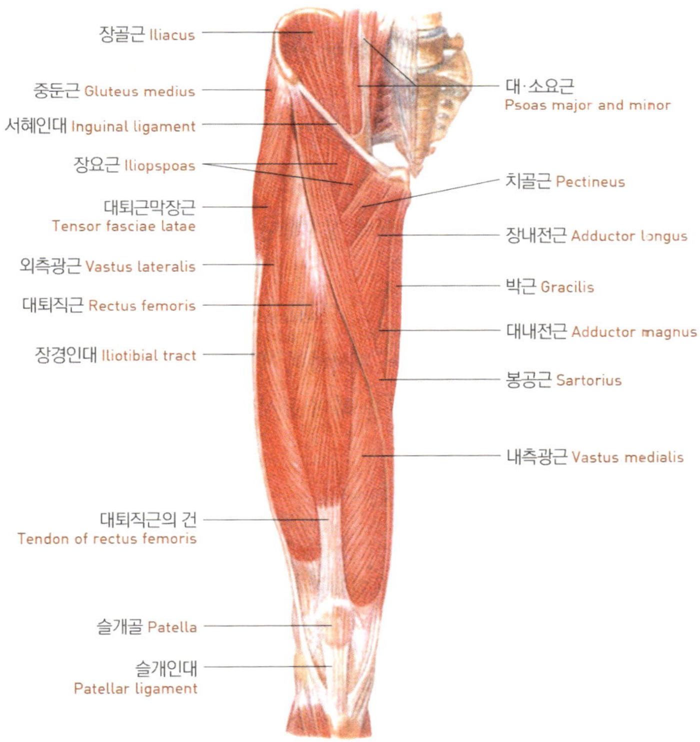

13) 하퇴의 근육

*** 전경골근 :** 발의 등쪽 굽힘과 내반에 작용한다.

*** 장자신근 :** 제2지-5지의 신전에 작용한다.

*** 제3비골근 :** 발의 외번과 외전에 관여한다.

* **장무지신근** : 무지의 신전과 발의 등쪽 굽힘에 관여한다.
* **장비골근, 단비골근** : 발바닥이 외측으로 향하도록 하는 외번작용과 발바닥을 굽혀준다.
* **하퇴 삼두근, 족척근** : 하퇴삼두근에는 비복근과 넙치근이 있으며, 슬관절의 굴곡과 발바닥의 굽힘 운동을 한다.
* **장지굴근** : 제2-5지의 굴곡에 관여한다.
* **장무지굴근** : 무지의 굴곡에 관여한다.
* **후경골근** : 경골과 비골의 뒤쪽에 위치하며 발의 내번에 관여한다.
* **슬와근** : 슬관절의 굴곡과 하퇴의 안쪽 회전을 담당한다.

그림 5-22. 하퇴의 근

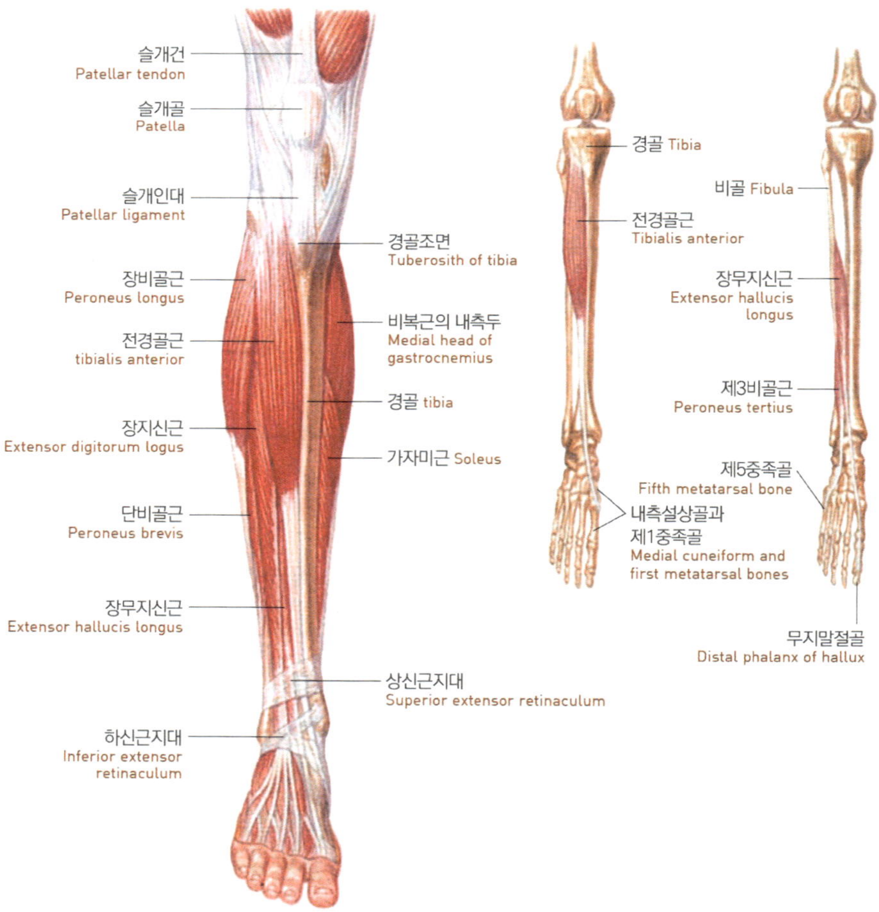

14) 발의 근육

(1) 족배근 : 발가락을 신전시켜주는 근육이다.

* **무지신근 :** 무지의 신전을 담당한다.
* **단지신근 :** 제2-4지의 신전에 관여한다.

(2) 족척근 : 9개의 발바닥을 이루는 근육이다.

(3) 내측족척근

* 무지외전근, 무지내전근, 단무지 굴근으로 엄지발가락의 굴곡, 내전, 외전에 관여한다.

그림 5-23. 발 근육

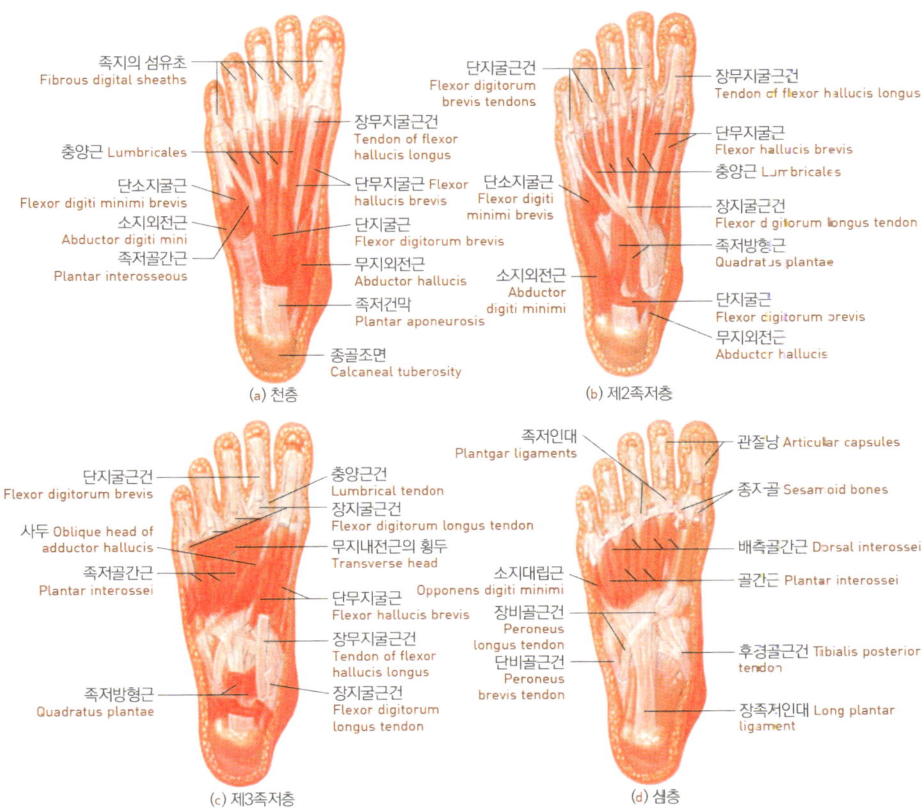

4. 스트레스와 근육

운동을 지나치게 하게 되면 근육은 젖산이라는 피로물질을 근육에 축적하게 된다. 젖산은 산소가 부족할 때 근육의 수축 운동이 일어나 생긴 물질로 피로물질을 쌓이지 않는 장기는 심장의 심근뿐이다. 또한 근육은 정신적인 스트레스에 직접 영향을 받는다. 스트레스를 받게 되면 목덜미와 뒷골, 어깨죽지가 뻐근한 경우가 많은데, 승모근과 흉쇄유돌근 등에는 교감신경이 많이 분포하기 때문이다.

근육이 계속해서 긴장하게 되면 통증이 유발될 수 있고 때로는 탈모의 원인이 되기도 한다. 즉, 스트레스를 받으면 승모근과 흉쇄유돌근의 수축으로 두피의 모상건막(帽狀腱膜, Epicranial Aponeurosis)이 당겨져 두피가 얇아지고, 그 결과 혈액순환이 잘 되지 않게 된다. 이는 탈모를 초래하는 원인으로 작용한다.

그림 5-24. 두피의 모상건막

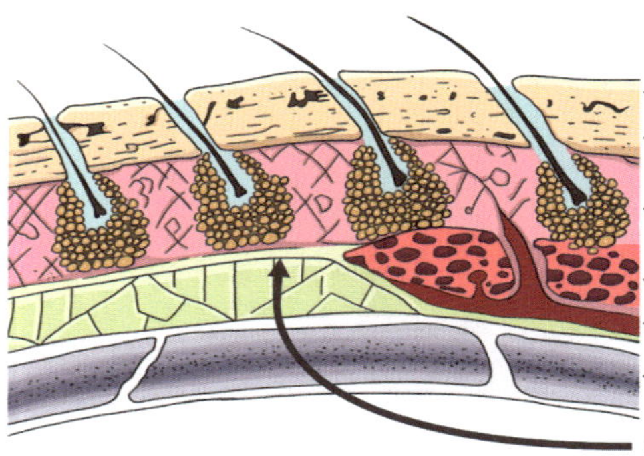

제6장 순환계

1. 순환계의 개요

순환계란 일정한 관을 통하여 필요한 영양물질과 산소의 공급을 공급하는 것을 말한다. 폐와 신장을 통해 이산화탄소와 노폐물 배출을 배출하는 것도 일종의 순환이다. 순환계의 구성은 주는 혈액, 혈관, 심장으로 폐의 산소를 동맥으로 각 조직에 운반하며 대사 후 생긴 이산화탄소를 정맥을 통해 폐로 운반하는 역할을 혈액이 한다.

체순환은 심장과 신체 각 조직으로 순환하는 것을 말하며 폐순환은 심장에서 폐포로 이어지는 순환이다. 림프순환이란 온 몸의 림프관으로 이어지는 순환을 의미한다.

사람의 몸 속에는 혈관과 그 속을 흐르는 혈액, 그리고 뼈, 연골, 골격근, 심근, 평활근, 힘줄, 림프관, 지라, 중추신경, 말초신경, 호르몬 등을 분비하는 부신이나 뇌하수체, 갑상선, 지방세포, 섬유아세포 등이 있다. 혈관은 몸 속 구석구석까지 뻗어 있는 물질의 수송로이다. 혈관 가운데 심장으로부터 흘러나오는 혈액을 운반하는 혈관을 동맥이라 한다. 심장에서 나와 차츰 갈라지면서 가늘어져, 마침내 가는 그물과 같은 모세혈관이 있다. 모세혈관은 거기서 끝나는 것이 아니라, 이번에는 되돌아가는 혈액을 운반하는 정맥이 된다. 정맥은 모세혈관으로부터 차례로 합류하여 굵어지고 마지막에는 심장으로 돌아온다.

살아있는 생물의 모든 세포는 주위 환경과 물질을 교환해야 한다. 세포는 생명 활동에 필요한 산소와 영양분을 얻고 이산화탄소와 노폐물을 방출한다. 단세포 생물은 외부 환경과 직접 물질을 교환할 수 있지만 다세포 생물은 세포의 대부분이 체표에서 멀리 떨어져 있기 때문에 특수하게 분화된 수송계에 의해서 세포가 물질을 교환하고 있다. 소화기관에서 흡수된 여러 가지 영양소와 폐를 거쳐 들어간 산소, 그리고 노폐물 등은 혈액에 의하여 몸의 여러 부분으로 운반된다. 이와 같이 체내에서 여러 가지 물질의 운반에 관여하는 기관을 순환계(Circulatory Ststem)라고 한다. 순환계는 건강을 유지하는데 깊은 관계가 있다. 순환작용이 잘 이루어지면 피부, 모발, 손톱은 물론 신체에 전체적으로 미용상 도움이 된다. 특히 순환계 중에서 혈관계와 림프계는 피부미용에 있어 그 의의가 크다. 우선 사람의 순환기관을 중심으로 혈액은 무엇으로 이루어져 있으며, 어떤 경로를 거쳐 순환되는지 알아보자.

2. 혈액의 순환

혈액은 액체 성분인 혈액 속에 적혈구, 백혈구, 혈소판이 혼합된 것이다. 적혈구는 폐로부터 세포로 산소를 운반하고, 세포에서 폐로 이산화탄소를 운반한다. 백혈구는 몸 속에 침입한 이물질을 처치하는 인체의 방어에 관여하는 세포이며, 호중구, 호산구, 호염기구, 림프구, 단구 등 여러 종류가 있다. 혈소판은 상처 난 자리에 피를 멈추게 하는 역할을 한다. 이처럼 중요한 역할을 하는 혈구와 혈소판은 모두 골수에 있는 같은 줄기세포로부터 만들어지고 있다. 태생 전에는 낭황낭, 비장, 간, 림프계 골수에서 조혈 작용이 일어나며 태생 후에는 적골수와 림프계에서 담당한다. 혈액은 산소와 이산화탄소의 교환 작용인 가스대사를 하며 각 조직에 영양분 운반하며 노폐물을 운반하는 작용을 가진다. 또 전해질 및 수분의 조절 기능과 체온조절 호르몬의 운반과 식균작용 및 혈액응고 작용 등 다양한 기능을 가지고 있다. 혈액은 혈관을 통해 순환하는 영양분이 있는 용액이다. 이것은 끈끈하고 염분이 섞인 용액으로 36.5℃의 정상온도를 유지하며 체중의 12분의 1 가량을 차지한다. 성인의 경우 5~6 리터의 혈액이 혈관 속에 담겨 있다. 인체의 각 세포에 산소와 영양분을 날라다 주고 조직에서 생긴 노폐물들을 배설 기관까지 옮겨다 주는 것이 혈액이다. 혈액을 원심 분리시키면, 크게 두 부분으로 나뉘는데, 윗부분의 엷은 황색을 띠는 혈장(血漿, Plasma)이고, 아랫부분의 붉게 보이는 곳은 혈구(血球, Blood Corpuscle)가 모인 것이다.

표 6-1. 혈액의 조성

혈구(Cell) 45%	적혈구(RBC, Red Blood Cell) 백혈구(WBC, White Blood Cell) 혈소판(Platelet)	혈병(血餠, Blood Clot) 형성
혈장(Plasma) 55%	섬유소원(Fibrinogen) 혈청(Serum)	

그림 6-1. 혈액의 조성

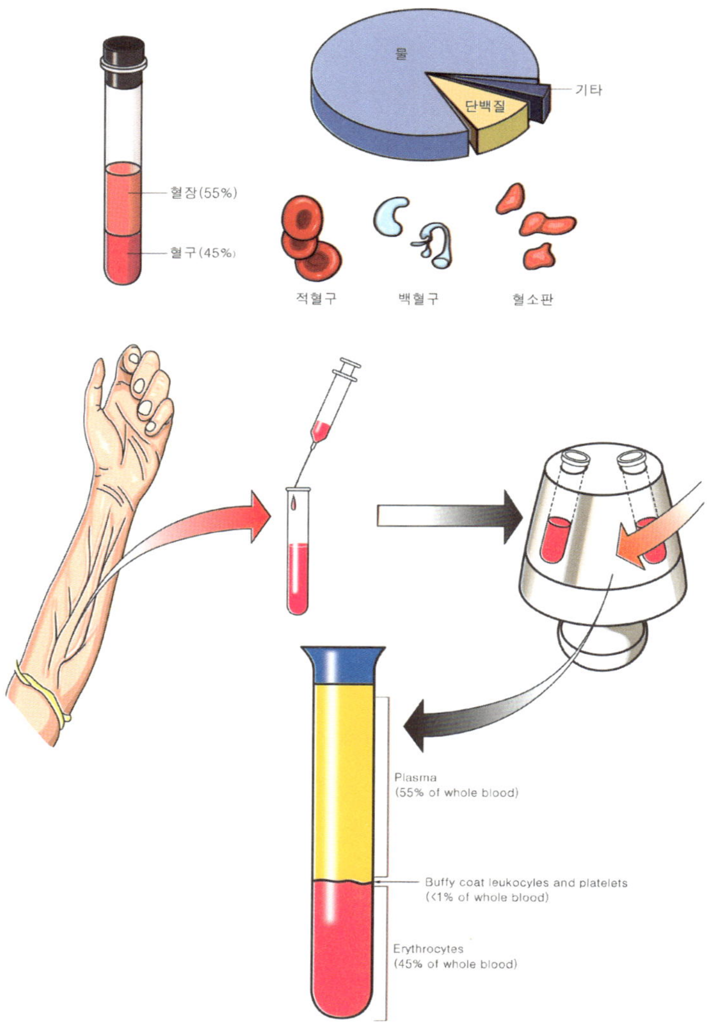

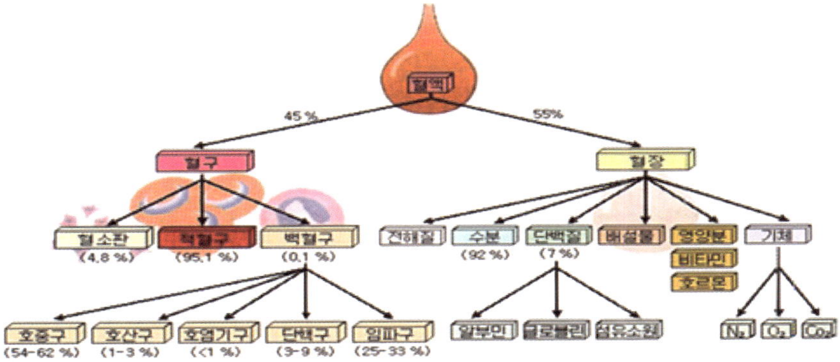

혈장(血漿)은 대부분 물로 되어 있고, 그 속에는 몸의 각 세포에 공급할 포도당, 아미노산, 비타민, 무기 염류 등이 녹아있는데, 혈액의 55%(체중의 5%)로 약 92%의 물과 7%의 단백질 기타 포도당 등으로 구성되어 있다. 7%의 혈장 단백질의 55%는 알부민으로 간에서 생산되며 생체 교질 삼투압을 조절하는 역할을 하며 7%는 피브리노겐으로 간에서 생성 혈액응고에 관여한다. 30%는 글로블린으로 림프구에서 생산하며 면역기전에 관여한다. 정상인의 경우 알부민과 글로블린의 비율이 55%와 30%를 유지하나 영양실조와 세균감염 시 감소하게 된다.

혈액의 고형 성분인 혈구에는 적혈구, 백혈구, 혈소판 등이 있다. 혈액이 붉게 보이는 것은 적혈구 때문이다. 적혈구는 가운데가 움푹 들어간 원반 모양이며, 그 속에는 핵이 없고 헤모글로빈(Hb: Hemoglobin)이라고 하는 붉은 색소가 들어 있어서 세포 전체가 붉게 보인다.

헤모글로빈은 산소가 많은 곳에서는 산소와 쉽게 결합하고, 반대로 산소가 적은 곳에서는 산소를 떼어놓는 성질을 지니고 있다. 이러한 성질 때문에 적혈구는 폐에서 받아들인 산소를 온 몸의 세포에 운반한다.

백혈구는 적혈구보다 크고 모양이 불규칙하며, 커다란 핵이 있는 세포이다. 이름과 달리 백혈구는 흰색이 아니며 무색이다. 백혈구는 우리 몸에 침입한 여러 가지 세균을 잡아먹는 식균 작용을 한다. 따라서 몸이 세균에 감염되면 세균을 잡아먹기 위하여 백혈구의 수가 증가하게 된다. 예를 들어 상처 난 부위가 곪거나 종기가 나면 빨갛게 부어오르는데, 이것은 백혈구가 세균에 감염된 부위에 많이 모이기 때문이다. 즉, 적군과 싸우는 수호천사가 바로 백혈구인 것이다. 즉, 식균 작용을 가지고 있으며 가장 큰 혈구인 단핵구는 대식세포(Macrophage)로 변환된다.

혈소판은 직경 2~4㎛로 골수의 거대핵세포에서 유래된 무핵세포로 혈관의 상처 시 혈관수축하게 만들고 침착되어 응집을 만들고 혈전을 형성하여 지혈 작용을 한다.

그림 6-2. 백혈구 분화

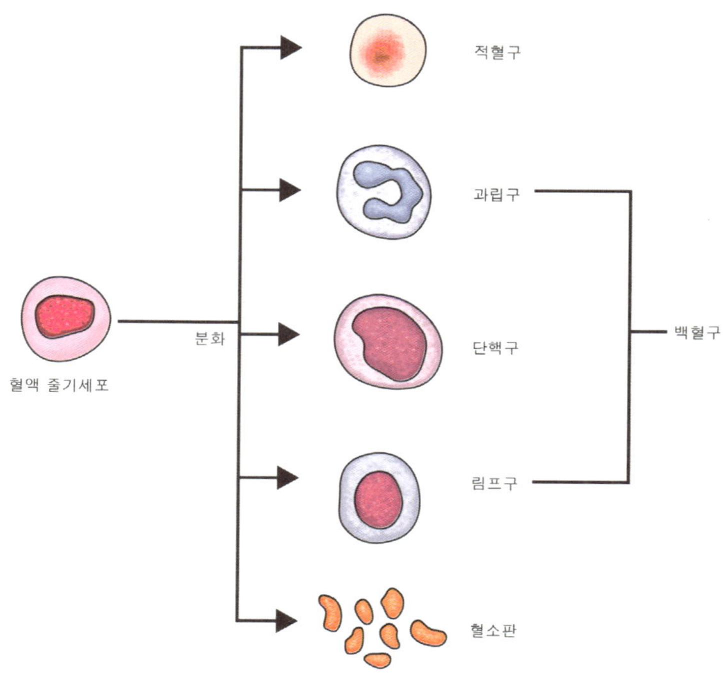

적혈구는 핵을 가지고 있지 않으며 직경은 약 7.7㎛로 여자는 450만개 남자는 500만개 정도 존재한다. 혈색소를 함유하고 있어 가스 운반에 관여하며 수명은 120일 정도로 비장에서 파괴된다. 적혈구는 파괴 시 혈색소, 즉 헤모글로빈이 담즙색소인 빌리루빈(Bilirubin)이 되어 분변과 뇨를 통해 배설된다. 혈색소는 4개의 '헴(Heme)'이라는 물질과 1개의 '글로빈(Globin)'이라는 단백질로 구성되어 있으며 철(Fe)을 포함하고 있다. 1g의 혈색소는 1.34ml의 산소 포화능을 가지며 혈액 100ml의 산소 결합양은 20ml 정도 이다.

적혈구는 전 혈액의 약 40% 정도 차지하고 남자는 약 500만개, 여자는 450만개 정도가 들어 있다.

표 6-2. 혈액의 구성과 기능

종류	모양	수(1mm³당)	핵	기능
적혈구	원반형	남자: 500만개 여자: 450만개	없음	산소운반
백혈구	부정형	6000-8000개	있음	식균작용
혈소판	부정형	20-30만개	없음	응고작용
혈장	액체성분			운반작용

그림 6-3. 적혈구의 산소 운반 기능

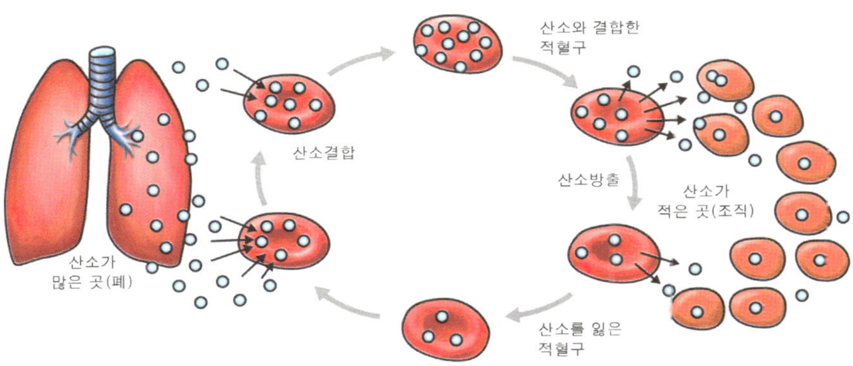

적혈구는 단 한가지 밖에 없지만 백혈구 세포들은 다양한 변종들이 있으며 각 종류는 다른 방식으로 박테리아 등과 싸우는 능력을 발

휘한다. 예를 들어, 한 종류는 죽은 세포들을 파괴한다. 다른 종류들은 바이러스에 대항하고 이물질의 독성을 무력화시키며 글자 그대로 박테리아를 잡아먹고 소화하는 항체를 생산한다. 항체를 영어로 "안티바디(Antibody)"라 하는데, 이는 "대항하다"는 의미의 "Anti-"와 "인체"를 의미하는 "-Body"의 합성어이다. 즉, 인체 내에 이 물질이 침입해 들어 왔을 때 이것에 대항하기 위해 만들어진 물질이란 뜻이다. 반면, 외부의 이 물질을 "항원"이라 하며, 영어로는 "안티젠(Antigen)"이라 부른다. 안티젠 역시 "대항하다"는 의미의 "Anti-"와 "만든다"는 의미의 "-Gen"의 합성어이다. 즉, 대응하는 것(항체)을 만들게 하는 물질이라는 의미이다.

이처럼 항체는 인체의 생존과 건강의 유지에 필수적인 역할을 수행함에도 불구하고 대표적인 항체 세포인 백혈구의 수는 적혈구에 비해 적으며 대략 적혈구 700개당 백혈구 1개의 비율이다. 백혈구 세포들은 인체의 방어에 관여하는 몇 개의 기관에서 생산된다. 일부는 골수(骨髓)에서 만들어진다. 흉선, 비장, 림프절, 편도선 등에서도 백혈구를 생산한다.

혈소판은 세포 조각으로, 출혈이 생기면 혈액을 굳게 하여 더 이상 출혈이 일어나지 않도록 한다. 그리고 혈장은 대부분 물로 되어 있는데, 소장에서 흡수한 여러 가지 영양소를 조직으로 운반해주고, 세포에서 생긴 이산화탄소와 노폐물을 폐나 신장으로 운반해 준다.

표 6-3. 백혈구의 구분

구분	혈구	특징
과립	중성구	강한 식균작용, 급성, 염증이 있을 때 증가
	호산구	알러지, 자가면역질환, 기생충 감염이 있을 때 증가
	염기구	헤파린(Heparin)과 히스타민(Histamine)함유, 혈액응고방지에 관여
무과립	림프구	면역반응, 베타와 감마-글로브린 생산에 관여
	단핵구	강한 식균 작용, 만성 염증이 있을 때 증가

3. 심장과 혈관

1) 혈액의 순환

혈액이 온 몸의 조직 세포에 생명에 필요한 물질을 공급하려면 혈액을 순환시키는 장치가 필요하다. 이 순환기의 중심은 심장이며 심장을 중심으로 혈관이 온 몸에 퍼져 있어서 이 일을 수행하고 있다. 사람의 심장은 주먹만한 크기로 두터운 근육질로 되어 있으며 가슴의 약간 왼쪽에 위치해 있다. 왼쪽 가슴에 손을 얹으면 두근거리는 것을 느낄 수 있는데 이곳이 바로 심장의 위치이다. 심장은 태어나면서 죽을 때까지 한번도 쉬는 일이 없이 박동을 계속한다. 이러한 박동에 의해서 혈액이 온 몸을 순환하게 된다. 이와 같은 심장의 박동은 심장 자체 내에서 자율적으로 일어난다. 즉, 심장의 박동은 자율적으로 일어나고 있지만 신경계의 통제로부터 완전히 벗어나 있는 것은 아니다. 심장은 규칙적인 수축과 이완 운동을 되풀이함으로써 펌프와 같은 작용을 한다. 이와 같은 심장의 운동은 혈액을 우리 몸의 구석구석까지 순환시킬 수 있는 원동력이 된다. 사람의 심장은 두 개의 심방과 두 개의 심실로 되어 있다. 심방은 심장으로 들어오는 혈액을 받아들이는 일을, 심실은 혈액을 내보내는 일을 한다. 그리고 심방과 심실 사이, 심실과 동맥 사이에는 판막이 있어 혈액이 거꾸로 흐르는 것을 막아 준다. 심방과 심실은 규칙적인 수축과 이완 운동을 하는데, 이것을 심장박동이라고 한다. 혈액은 이 심장의 박동에 의하여 온 몸으로 순환하게 된다. 혈압을 결정하는 요소는 무엇일까? 순환혈액량과 심장의 수축력, 혈관의 두께 등이 관여하며 높은 혈압은 심장의 수축기 혈압이며 낮은 혈압은 이완기 혈압이다. 고혈압의 기준은 140mmHg/90mmHg(밀리미터 수은주)로 mmHg란 압력으로 수은을 몇 밀리미터 올릴 수 있는지를 측정한 수치이다. 혈압은 심장의 좌심실의 수축력에 의해서 좌우되며 가장 압이 센 순서는 대동맥에서 동맥 소동맥 모세혈관 정맥 대정맥 순이다. 기초 혈압은 쾌적한 환경(20℃, 습도 60%)에서 위에 내용물이 없는 안정된 상태에서 측정한 혈압 정상혈압의 범위는 수축기 130mmHg에서 이완기 90mmHg이며 수축기 혈압이 140mmHg 이상일 때 고혈압이라 한다. 혈관수축을 조절하는 신경은 교감신경이 담당한다.

그림 6-4. 혈액의 순환 경로

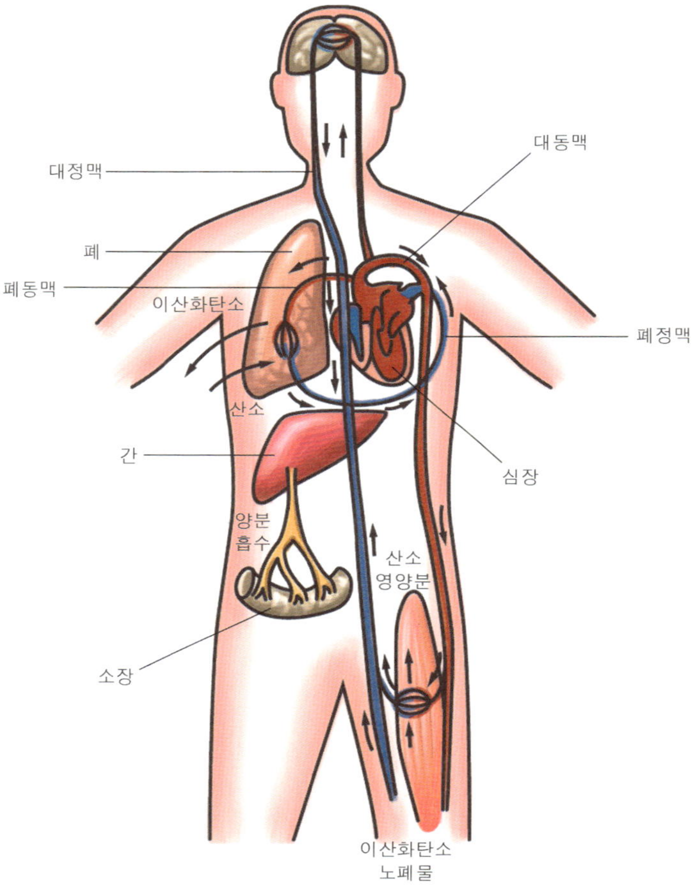

혈액은 심실의 강한 수축에 의하여 혈관으로 밀려 나가므로, 혈관의 벽은 일정한 압력을 받게 되는데, 이때의 압력을 혈압이라고 한다. 혈압은 물총에서 나오는 물의 압력에 비유할 수 있다. 동맥은 심장에서 나간 혈액이 흐르는 혈관으로, 혈압이 높고, 정맥은 심장으로 혈액이 들어가는 혈관으로 혈압이 낮다. 따라서 동맥의 혈관 벽은 두

껍고 탄력성이 강하지만, 정맥은 동맥보다 벽 두께가 얇고 탄력성도 약하다. 모세혈관은 동맥과 정맥을 연결해 주는데, 혈관 벽은 한 층의 세포층으로 되어 있어서 혈액과 조직 속의 여러 물질이 쉽게 교환될 수 있다.

휴식하고 있는 정상 성인의 심장은 1분간에 약 70회를 박동하며 약 5리터의 혈액을 밀어낸다. 그러나 놀라거나 심한 운동 중에는 이보다 약 5배나 더 많은 혈액을 밀어내기도 하는데, 이러한 조절은 신경계의 지배를 받는다.

2) 심장의 구조

심장의 무게는 250~350g으로 3분의 2 정도가 신체의 좌측으로 치우쳐 있다. 심장의 막, 다시 말해서 심막은 2겹으로 심막강을 형성하-고 심막액으로 채워져 있다.

심장벽은 3층 구조로 좌심실이 가장 두꺼운데 혈액을 전체 혈관으로 내보내는 대동맥과 연결되어 있기 때문이다. 심장을 조절하는 중추는 연수이며 교감신경은 심박동을 촉진시키고 부교감신경은 심박동을 억제하는 기능을 한다. 심장을 양육하는 혈관을 관상동맥이라 하며 심실이 이완되었을 때 혈액이 유입된다.

그림 6-5. 심장의 구조

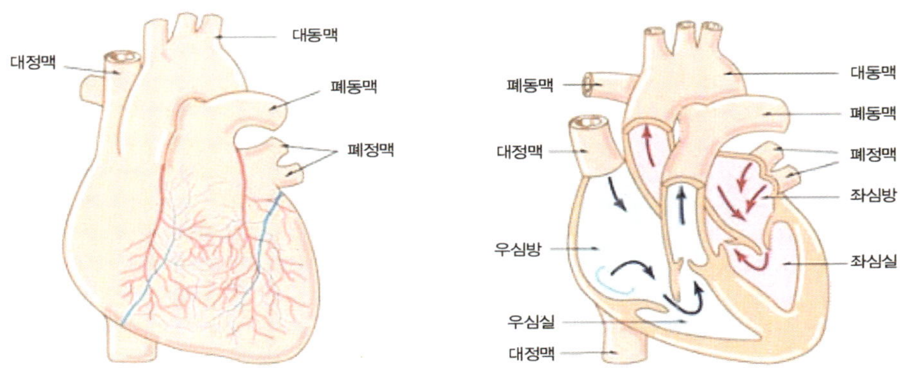

(가) 심장의 겉모양　　(나) 심장의 속구조

심장의 수축 이완의 시간은 0.8초로 심방수축기이 0.11초, 심실 수축기가 0.27초, 심실 확장기가 0.42초 정도이다. 심박동수는 1분에 60~80회 정도가 정상 범위에 속한다.

혈관의 동맥은 3층의 저항성 혈관으로 내탄력막이 발달되어 있어 혈액이 전신으로 뻗어나갈 수 있도록 되어 있다. 혈액 순환의 대순환은 체순환이라 하며 폐에서 가스교환을 위한 국소순환을 하는데 우심실에서 시작하여 폐동맥에서 폐, 폐정맥을 거쳐 좌심방으로 들어온다.

폐동맥에는 정맥혈이 지나며 폐정맥에는 동맥혈이 지나 명칭과 다른 점이 있다. 즉 체순환은 좌심실에서 전신을 돌아 우심방으로 들어오는 것이며 폐순환은 우심실에서 폐를 돌아 좌심방으로 돌아오는 것이다.

정맥혈의 혈관벽도 3층으로 되어 있으나 탄력막의 발달이 미약하다. 그러나 판막이 발달되어 있어 혈액의 역류를 방지하게 되어 있다. 정맥 내 주사나 채혈을 할 때 정맥혈에서 한다.

그림 6-6. 체순환과 폐순환

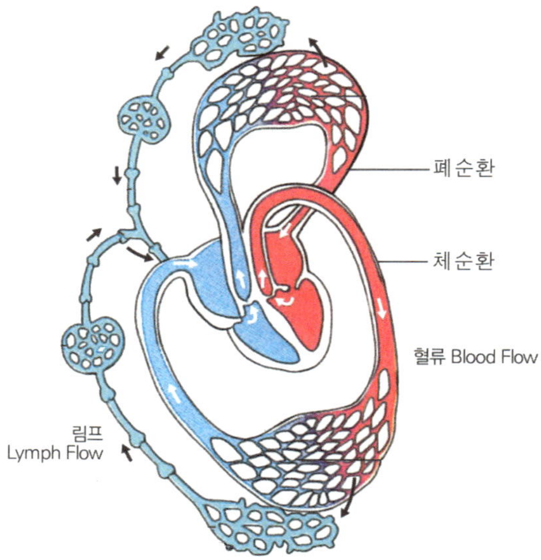

3) 심장관련 질환

심혈관 질환의 예방에 가장 중요한 것은 혈관의 탄력을 유지하는 것으로 혈액을 맑게 유지하도록 하여야 한다. 혈관의 탄력이 떨어지는 원인은 혈관의 노화로 혈액의 산화를 예방 관리 하도록 한다.

고협압은 혈압이 140mmHg/90mmHg 이상을 뜻한다. 고혈압은 2가지로 분류할 수 있는데, 일반적으로 원인을 모르는 체질적인 경우가 90%나 되며 이런 본태성 또는 1차성 고혈압은 유전적인 성향이 강한 질환으로 가족 중에 고혈압이 있으면 고혈압이 발생할 확률이 높아진다. 가족력으로 인한 고혈압 발생의 경우는 유전 및 체질, 즉 양친이 모두 고혈압이면 자녀의 약 80% 정도, 양친 중 한쪽이 고협압인 경우는 자녀의 25~40% 정도 발생하는 것으로 조사되었다. 나이에 따른 고혈압 발생은 나이가 많을수록 혈압이 올라가 남자는 55세, 여자는 65세 이상이면 혈압이 높게 나타나거나 심혈관질환의 위험성이 높아진다. 고혈압의 증상은 두통, 이명, 현기증, 불면증, 불안, 피로감 및 신경질적인 증상이 나타난다. 고혈압은 또 비정상적인 출혈이 잦아지고 출혈 시에 잘 멈추어지지 않는다. 이런 증상들이 초기에 나타나다가 고혈압이 심해지면 좌심실이 커지게 되어 결국 심부전에 빠지게 된다. 호흡곤란, 흉부통증 등의 증상이 나타날 수 있다. 긴장을 하게 되면 혈압이 상승하는데 이는 교감신경의 활동이 활발해져 심박수가 증가하고 긴장에 의해 혈관이 수축하여 혈액이 순환하는데 저항이 생기기 때문이다. 혈관의 저항은 혈관이 좁아져 일정한 양의 혈액이 순환하는데 반대되는 힘으로 작용하는 것으로 동맥의 내벽에 콜레스테롤이나 칼슘이 침착하게 되면 혈관의 내경이 좁아지고 혈관탄성도 떨어지므로 저항이 높아지고 혈압은 따라서 상승하게 된다. 혈압은 체온과 같이 상승, 저하하며 밤에는 낮고 낮에는 활동하며 높아진다. 또한 추운 겨울 혈관은 체온을 유지하기 위해 좁아져 혈압은 상승하게 되고 더운 여름은 체열을 발산하기위해 혈관이 넓어지므로 혈압은 저하된다. 나이가 들면 혈관의 탄성은 떨어지고 혈관벽의 찌꺼기가 많이 쌓여 고혈압이 생기는 확률이 높아진다. 또한 혈압은 유전적인 소인이 많이 관여된다. 염분은 고혈압과 관련이 많은데 나트륨은 주로 세포 바깥쪽에 존재하며 세포 안은 칼륨이 다량으로 존재한다. 소금을 다량 섭취 시 세포 속의 나트륨은 상승하게 되고 세포 밖으로 내보내며 신장을 통해 배설된다. 그러나 이러한 배설과정이 원활히 일어나지 못하면 세포는 많은 나트륨을 가지고 수분을 끌어당기므로 세포는 부종과 같이 부어 있는 상태가 된다. 결국 세포의 부피와 수는 늘어 혈관벽의 부피도 늘어나게 되며 혈관은 좁아지게 되는 것이다. 따라서 고혈압의 예방은 저염식과 혈관벽의 탄성을 유지할 수 있도록 꾸준한 운동을 하여야 한다.

심장의 영양을 공급하고 가스교환을 해주는 관생동맥에 동맥경화증에 의한 협착 현상이 일어나는 것을 관상동맥질환이라 한다. 좁아진 혈관으로 인하여 관상동맥에 허혈현상이 발생하며 이는 혈액순환 부족 현상이다. 심근 허혈이란 심장근육, 즉 심근의 산소의 공급과 수요사이의 불균형으로 산소가 부족한 상태로 혈관 단면적의 75% 이상 감소하면 운동 시 요구되는 최대 산소량을 충족시킬 수 없고, 80% 이상 감소하면 안정 시에도 심근허혈이 유발된다. 따라서 심장에 공급되어야 하는 산소의 부족으로 심장을 찌르는 듯한 고통을 느끼는 협심증과 심근의 혈관이 단단히 굳는 심근경색증 등이 유발되어 진다.

심부전증이란 심장근육이 약해져 심장의 펌프기능이 저하되어 체내 각 장기에서 요구하는 정도의 혈액을 제대로 공급할 수 없게 되어져, 신체 각 부위에서 각종 증상이 나타나는 질병으로 심장판막질환, 심근증, 선천성 심장병 등의 다양한 심장 관련질환을 야기한다.

4. 림프와 림프관

사람 체중의 65~70%는 체액, 즉 물로 이루어져 있다. 체액의 구성을 살펴보면 림프, 조직액, 혈액으로 이루어져 있는데, 그 비율은 림프가 60%, 조직액 30%, 나머지 10%는 혈액이다. 사람의 몸 속에 있는 방어세포의 수는 헤아릴 수 없을 정도로 많다. 아마 지구에 사는 사람 수보다 수백 배 더 많을 것이다. 이 방어세포가 바로 백혈구인데, 이것은 적혈구와 달리 핵이 없다. 주로 골수나 흉선에서 만들어지며 혈액이나 림프를 통해 체내를 떠돌아다닌다.

모세혈관에는 혈액 성분 중 혈장의 일부가 혈관 밖으로 빠져 나가서 조직액이 된다. 조직액은 혈액으로부터 영양소와 산소를 받아 세포에 넘겨주고, 세포로부터 이산화탄소와 노폐물을 받아 혈액에 넘겨주는 중계 역할을 한다. 세포 사이를 채우고 있는 조직액의 일부는 림프관 속으로 흘러 들어간다. 림프관 속으로 들어간 조직액을 림프(Lymph)라고 한다. 림프관은 모세혈관처럼 온 몸에 퍼져 있으며, 점차 굵어져 목 밑에서 정맥과 만나 혈액 속으로 림프를 합류시킨다. 림프관에 역류를 방지하는 판막이 있으며 몸의 운동에 의한 압박 등으로 림프를 일정한 방향으로 흐르게 한다.

림프의 작용은 모세혈관의 혈액으로부터 조직의 세포에 양양, 산소를 운반하고 노폐물을 혈액 속으로 운반한다. 즉 림프란 조직에서 스며 나온 혈액의 삼출물로 적혈구와 혈소판은 존재하지 않는다. 림프는 신체방어작용 및 림프구를 생산하며 혈액 삼출물을 회수하고 지방 성분이 이동하도록 돕는다.

림프관은 판막이 발달되어 있으며 림프관이 존재하지 않는 곳은 연골, 표피, 각막, 안구, 내이, 뇌경막 등이 있다. 림프관을 흐르는 림프는 조직으로부터의 액체 성분을 모아 심장으로 보내며 모세림프관에서 림프관 내외 경정맥과 쇄골하정맥의 정맥각을 통해 대정맥으로 유입된다.

림프절은 지름이 1~2mm인 콩알 모양으로 수질과 피질로 구분된다. 림프액을 림프절로 이동시키는 수입림프관과 림프절에 모아진 림프액이 모아지는 수출림프관이 존재한다. 림프절은 림프를 여과하거나 림프구를 생산, 식균 작용 등의 기능을 가진다. 즉 림프액이 정맥을 통해 혈액의 일부가 되기 전 세균, 염증의 부산물, 노폐물을 여과하여 주는 역할을 하는 것이다. 림프절이 분포되어 있는 곳은 몸 전체에 걸쳐 약 500~600개 정도이다. 이러한 림프절은 주로 겨드랑이, 사타구니, 목, 가슴, 배에 모여 있다. 목 뒤쪽에는 흉쇄유돌근, 아래쪽과 위쪽에 주로 위치하며 이는 인두, 편도, 갑상선과 연결되어 있다. 목 앞쪽 부분에선 승모근 앞쪽까지 뻗쳐 있다. 이 외에도 턱 부위, 입 부위에도 분포하고 있다.

한편, 대장이나 소장에서 지방과 함께 유입되어 우유 빛을 띠는 림프를 유미(乳糜, Chyle)라 한다. 또, 이들이 유입되는 곳을 유미조(乳糜槽, Cistema Chyli)라 한다.

림프 순환의 장애원인은 동일한 자세로 장시간 작업을 하여 발생할 수 있으며 여성 호르몬의 불균형이 원인이 되기도 한다. 폐경기나 사춘기, 수유기, 임신전후 지방세포의 수가 급증하여 호르몬의 불균형을 초래하기도 한다. 너무 꽉 끼는 옷차림은 순환계를 순환을 억제할 수 있으며 염증이나 알러지로 인해 림프순환의 장애가 생기기도 한다. 그 외 간질환과 신장질환, 악성종양등 질병과 자극성 음식의 섭취도 림프순환 장애의 원인이 될 수 있다.

그림 6-7. 림프순환 경로

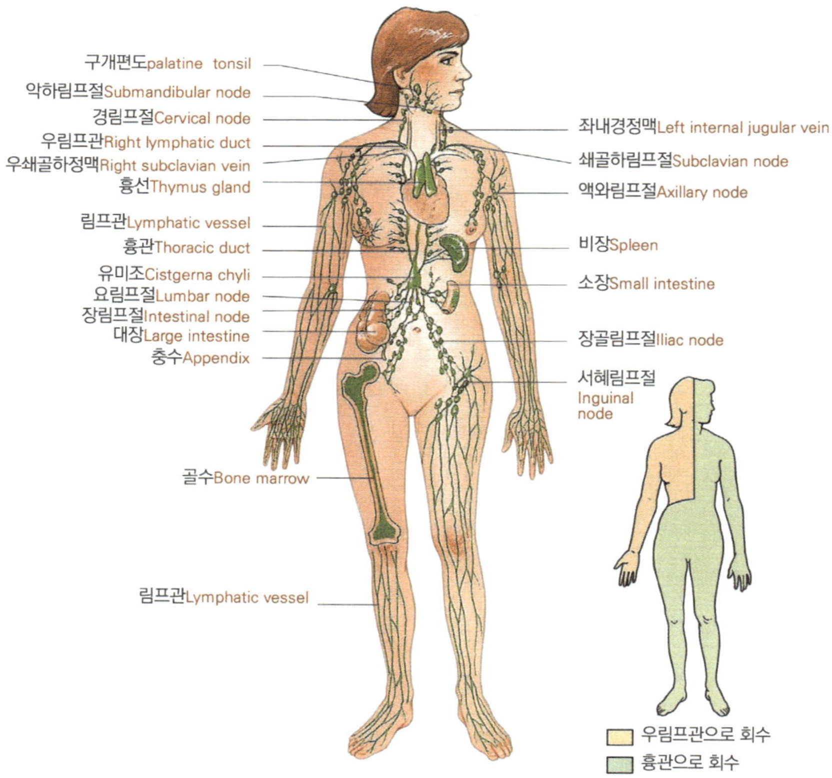

림프계에는 림프, 림프관, 림프절 외에 비장, 흉선, 편도 등이 존재한다. 비장(脾臟, spleen)은 횡격막과 왼쪽 신장사이에 있으며 인체에서 가장 큰 림프기관이라 할 수 있는 장기로 혈액 중의 세균을 죽이고 오래된 적혈구를 파괴하는 역할을 한다. 복강의 왼쪽 위쪽에 위치하며 비장의 표면은 피막으로 둘러싸여 있다. 대표적인 기능은 항체의 생산과 식균작용을 가지며 림프구를 생산한다.

그림 6-8. 비장의 해부학적 형태

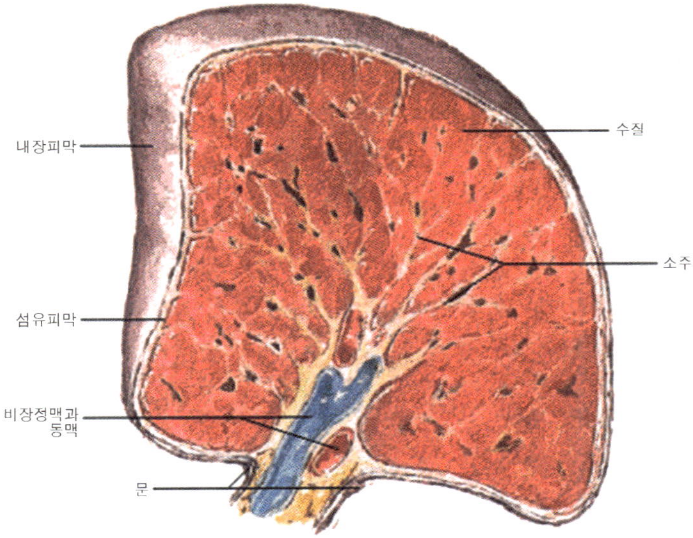

흉관(胸管, chest tube)은 인체의 가장 큰 림프관으로 신체의 왼쪽 상반신과 양쪽 하반신에서 생성된 모든 림프를 수송하는 관이다. 흉선(胸線, 가슴샘, Thymus)은 흉골의 바로 아랫부분에 위치하며 림프구를 생산하는 기관으로 사춘기에 최고의 성장을 보이다 점차 퇴하 된다. 흉선의 세망조직은 여과작용을 통해서 식균작용을 하며 림프구의 생산과 항체를 만들어 낸다. 편도(扁桃, tonsil)는 림프구를 생성하는 림프기관으로 구개편도, 설편도, 인두편도 3종이 있으며 목과 코로 들어오는 세균을 탐식하여 공기와 음식물을 정화해주는 역할을 한다.

5. 림프 마사지

림프의 흐름은 동맥의 박동이나 근육에 의한 작용으로 이루어진다. 이때 역류를 막기 위한 판막이 존재한다. 림프의 흐름이 악화되면 노폐물의 제거가 원활하게 되지 못해 여러 가지 트러블이 발생된다. 미용적으로는 기미, 칙칙함, 피부의 민감화를 일으키고, 비만을 유도하며, 건강적인 면에서는 두통, 냉증, 변비 등을 일으킨다.

다리 쪽 림프관은 중력을 거슬러 올라가는데 근육운동을 하면 림프관을 눌렀다 풀었다 하는 것을 되풀이하여 판막이 있는 림프관 속 림프를 효과적으로 짜 올리게 된다. 림프관의 70% 정도는 피부의 진피에 존재하며 림프관 속에 림프가 흐르는 힘은 동맥의 박동과 근육의 작용에 의해서이다. 호흡 운동에 의해 공기를 폐 속으로 빨아들이듯이 림프는 가슴속 흉관으로 빨려 들어가 여기서 대정맥으로 들어가게 된다.

림프의 흐름이 원활하지 못하면 조직에 수분이 많이 고여 푸석해지고 노폐물이 배출되지 못해 독소가 쌓이게 된다. 따라서 림프의 흐름이 원활하지 못할 때에는 림프가 있는 부분을 마사지하여 림프의 흐름을 도와야 한다. 림프 마사지는 피부의 재생작용, 치유작용을 빠르게 하고, 상처를 빨리 낫게 하거나 또는 상처가 생기지 않도록 한다. 림프 마사지에 의해 림프의 흐름을 10~20배까지 빨라지게 할 수 있어서 질병에 대한 면역성도 강하게 할 수 있다. 특히 눈 밑이 부은 눈물주머니, 아침에 일어났을 때 얼굴이 푸석푸석한 것은 조직에 수분이 고여 있는 증세로 림프의 흐름이 원활하지 못하기 때문이다. 부드러운 림프 마사지를 하면 림프의 흐름이 촉진되고 조직의 액체가 잘 빠져나가 독소가 제거되므로 노화지연에도 효과가 있다. 림프가 잘 흐르도록 하는 것은 피부의 건강과 젊음을 오래 유지하는데 중요한 역할을 한다. 림프의 흐름을 돕는 림프 마사지는 일반 마사지보다 아주 부드럽게 하며 압력도 약하게 해야 한다. 피부를 따뜻하게 해주고 미용 마사지나 미용 체조 등을 행하면 림프의 흐름이 원활해져 피부의 독소가 쉽게 제거된다.

그림 6-9. 림프관의 형태

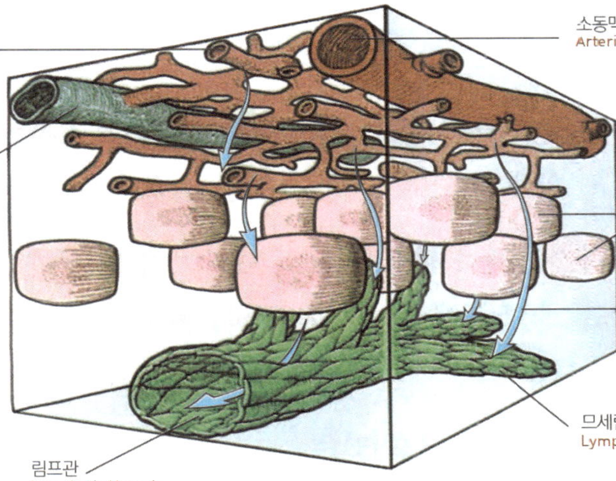

림프액이 조직과 조직사이에 정체되어 순환되지 않게 되면 그 부위가 부어올라 마치 비만증과 유사한 모습을 나타내게 된다. 이러한 문제를 해결하는 데는 정체된 림프액을 림프관이나 혈관을 따라 빠져 나오도록 관리시키는 이른바 "림프 드레니지(Symph Drainage)"시술법이 림프마사지에서 쓰이는데, 이것은 비만관리에서 사용되고 있는 지방연소법과는 다른 개념이다. 조직과 조직사이에 림프액이 정체되면 비만증과 같은 미용상의 문제뿐만 아니라 체내에 독성물질이 축적되어 피부에 악영향을 미치고 세포의 영양섭취를 방해하여 노화를 촉진하는 결과를 가져온다. 림프 마사지에 의해 림프순환이 빨라져 신체의 신진대사가 더욱 활성화된다. 자율신경계에 영향을 주어 부교감신경을 강화, 안정화시키고 경련을 없애주며 통증을 감소시키고 정신적인 긴장을 완화시켜 준다. 따라서 영양불량이나 혈액순환 장애로 인해 나빠진 피부의 상태가 호전되고 붓거나 민감한 피부 및 모세혈관이 확장된 붉어진 피부(쿠퍼로즈, Couperose)가 쉽게 진정되고 비만증의 개선에도 뚜렷한 효과를 나타낸다. 이러한 목적을 위해 림프관에 적절한 힘으로 압력(30mmHg 정도의 가벼운 압력)을 가하여 자극을 줌으로서 림프의 흐름을 촉진시키는 것이 림프 마사지이다.

그림 6-10. 림프마사지

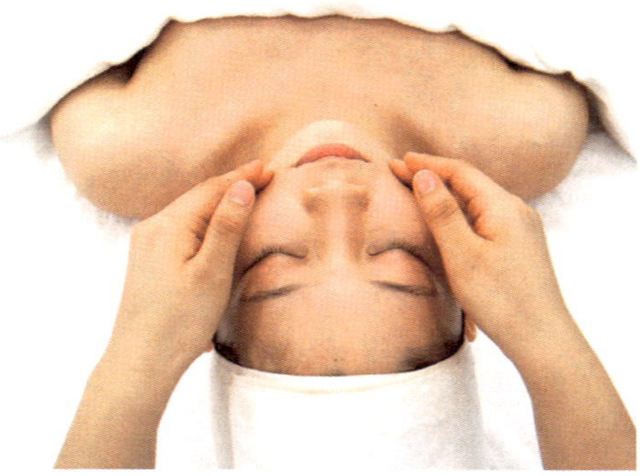

그림 6-11. 림프의 흐름방향

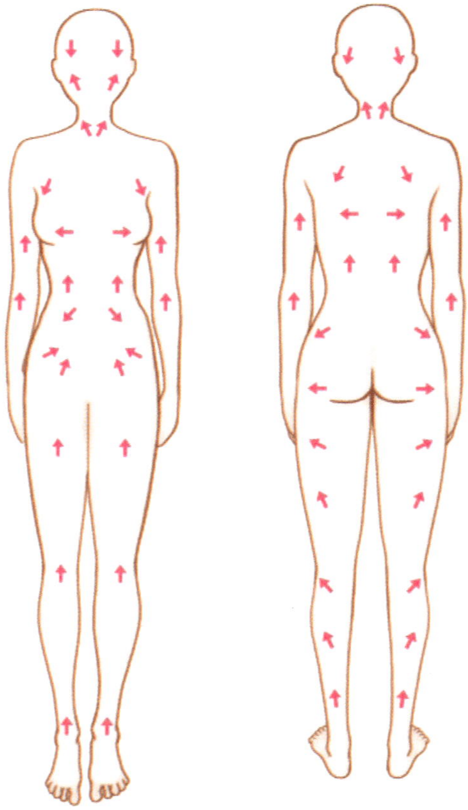

6. 면역

면역은 생명체가 자기(Self)와 비자기(Non-Self)를 식별하는 기능을 의미하는데 생명체가 생존을 위해서 자기 내부의 존재하지 않은 비자기를 인식하여 적극적으로 응답하는 생리적 기능이다. 본래부터 있던 자기(self)는 아무런 문제가 발생하지 않지만 비자기(Non-Self)가 인체 내로 들어오려 할 때는 강력한 반응이 일어난다. 설사와 복통, 가래와 기침, 고열 등은 모두 면역반응으로 이런 반응이 없다면 식중독균이 들어오거나 폐렴균 등이 들어와도 인체는 별다른 불편함을 느끼지 않을 것이며 결국은 자신을 방어할 수도 없게 된다.

인간의 몸은 선천적인 면역기능을 가지고 태어나는데 위액의 높은 산성도(=낮은 pH)는 음식물로 들어온 균들 중에 산성에 약한 균들을 죽이기 위한 면역시스템 중 하나이다. 땀과 눈물 등에 있는 효소들도 외부로부터 유입되는 균들을 분해하여 배출하도록 돕는 면역기능을 하는 것이며 콧물과 재채기도 훌륭한 면역반응이다. 여성의 질액은 산성으로 외부로부터 들어오는 균들에 대하여 면역기능을 하고 있고 피부의 땀구멍에서도 면역기능을 하므로 피부로부터 이물질이 유입될 수 없다. 또한 소화기관 점막에서 내뿜는 점액질들 속에는 다수의 면역 물질이 존재하여 점막세포의 벽을 따라 면역세포들이 많이 존재한다.

이러한 선천면역들은 우리 몸에 들어오려는 것들과 이미 들어온 것들에 대하여 종류의 구분 없이 반응하므로 '비특이면역'이라고 한다. 선천면역에 관여하는 면역세포로는 주로 대식세포와 수지상세포와 같은 백혈구가 있다. 이 두 세포는 식균 작용을 하여 침입균들을 소화한 후 소화된 항원의 일부를 자신의 외부에 표현함으로써 면역의 총사령관 역할을 하는 Th세포(helper T cell, 헬퍼 T세포)를 활성화시키는 것을 비특이면역반응이라 한다.

면역의 처음과 마지막은 비특이면역이 담당하는데, 특히 점막세포가 가장 큰 역할을 한다. 점막세포는 부교감신경계가 우세한 상태(기쁨, 평안, 행복, 위로, 충만감 등)에서 활성화되는 반면에 의식이 외부로 향해 있는 긴장상태(교감신경 우세의 감정, 슬픔, 분노, 절망, 화 등)에서는 비특이면역력이 약화된다.

후천면역인 특이면역은 비특이선천면역과 달리 특이면역은 한 개의 항원에 대하여 한가지의 대응하는 면역체계를 가지는 것을 말한다. 예를 들면 간염바이러스에 대한 항체는 간염바이러스에는 대항하지만 감기바이러스에는 반응하지 않는다. 이러한 성질의 면역 특이성이라 한다. 후천성면역이란 출생 후에 특정 조건에 따라 항체를 갖게 되는 것을 말하며 후천성면역은 세포성면역과 체액성면역으로 나뉜다.

체액성면역은 혈관, 림프관 등을 비롯한 체액 중에 떠다니는 항원에 대한 방어반응으로 림프구 중 B세포가 체액성면역을 담당한다. B세포는 체액(80%)과 혈액(7%)중에 가장 많이 존재하고 있고 B세포가 항원(병원균)을 발견하면 병원균과 결합한다. Th세포는 이 B세포-병원균결합체를 발견하게 되면 활성화가 시작되고 사이토카인을 분비하여 다른 B세포를 활성화시킨다. 활성화된 B세포는 형질세포로 분화되면서 B세포수용체(막 결합성 단백질)를 분비성 단백질로 바꾸어 체액으로 내보내게 된다. 활성화된 B세포가 분비하는 분비성 단백질은 단 하나의 병원균에 대하여만 반응하는 공격체로 다른 병원균에는 사용되지 않는다. 이것을 감마글로블린(Gamma Globulin)이라 하며, 면역글로블린(Immuno-Globulin, IG) 또는 항체라고 불리기도 한다. 체액으로 분비된 항체는 항원(병원균)을 만나 무력화시키기도 하고 보체반응(補體反應, Complement Reaction, 세포의 용해작용)을 유도하여 항원세포를 제거한다. 일부는 기억세포가 경험한 외부 항원(병원균)이 들어오면 별도의 활성화 과정 없이 즉각 면역반응을 일으키도록 준비한다. 즉, 하나의 항원에 하나의 면역글로블린과 하나의 기억세포가 생성된다.

세포성면역은 정상 세포 내로 침입한 항원에 대한 방어 작용으로 간염바이러스가 간염세포에 침입하면 T세포가 면역반응에 나선다. T세포 중 하나인 세포독성 T세포는 자살신호를 보내어 감염된 세포의 자살을 유도하기도 하고 세포독성T세포가 직접 항원을 죽이기도 한다. T세포에 의한 세포성면역은 자신과 유사한 모양의 항원에 작용하는 것으로 정상세포로 이미 침입한 바이러스나 곰팡이 등에 반응을 하는 것이다. 또한 자신의 몸에 이식된 타 조직에 대한 거부반응을 담당하기도 한다. 예를 들어 암세포는 원래는 정상 세포였으나 돌연변이가 된 세포이므로 암세포에 대한 면역도 T세포가 담당한다.

이러한 면역기능 외에 사람의 몸 안에는 침입한 세균 등 이물질로부터 몸을 지키기 위한 림프관, 림프절, 지라, 편도, 가슴샘 등의 기관이 있다. 이 가운데 림프절은 림프관의 도중에서, 지라는 혈관의 도중에서 이물질을 걸러내는 여과 역할을 하여 각각 림프액과 혈액을 정화하고 있다. 림프관은 림프액의 통로이며, 몸 속의 여러 조직에서 모세림프관으로 시작되어 차츰 모여 림프관으로 이르고, 쇄골 밑에서 정맥과 이어져 있다. 림프액의 주성분은 면역의 중추적인 역할을 하는 림프구이다. 림프절은 림프관 도중에 있는 콩 크기의 기관으로 사람의 몸에는 300~600개 정도 있다. 그 림프절에는 세망세포 사이에 대식세포가 대기하고 있다가, 틈새로 통과하는 림프액 속의 이물질을 포획하여 삼켜버린다.

비장은 혈액과 함께 틈새를 통과하는 이물질이나 노후된 적혈구를 잡아먹는다. 림프절과 비장에서 처리된 이물질은 항원으로 인식되어, 항체 생성세포(림프구의 일종)가 증식한다.

면역(Immunity)이란 말의 어원은 라틴어의 "이뮤니타스(Immunitas)"에서 유래한 것으로 어떤 질병을 앓고 나면 그 질병에 대한 저항성이 생겨 다음에는 그 질병에 걸리지 않음을 의미한다. 즉, 면역이란 외부로부터 침입하는 미생물이나 화학물질을 자기가 아니라고 인식하기 때문에 이들을 공격하여 제거하므로써 방어하는 기능이다. 즉, 인체는 인체 내 물질(흔히 "자기"라 부름)과 외부의 이물질(흔히 "비자기"라 부름)을 구분하는 능력을 가지고 있고, 더 나아가 최초로 인체 내에 침범하여 질병 등의 반응을 일으킨 외부의 물질을 기억해 두었다가, 다음번에 또다시 침범하였을 때는 손쉽게 제거하여 질병 등에 걸리지 않도록 해준다.

이런 기억장치는 면역세포에 담겨져 있고 이런 면역세포인 림프구 등의 백혈구와 항체들은 혈액 속에 존재하기 때문에 단순한 기계적 기능을 담당하는 심장이나 위장관 등 일반적인 기관과는 달리 혈액은 면역계와 불가분의 관계를 가지고 있다. 혈액은 적혈구, 백혈구 등의 혈구와 혈장 및 혈소판으로 이루어져 있으며, 혈구 가운데 적혈구가 수적으로나 양적으로 백혈구보다 훨씬 많지만, 식균 작용에 의해 외부에서 들어온 세균을 없애주고 면역에 관여하는 것은 백혈구이다. 백혈구의 약 30%를 차지하는 림프구(Lymphocyte)는 항체를 생산하여 외부 이물질을 방어하는데 결정적인 역할을 한다.

림프구는 인체 내 신호전달 물질인 사이토카인(Cytokine)을 통해 각종 염증에 대한 방어, 세포성장, 상처치유 등 다양한 기능을 담당한다. 림프구에서 생성되는 사이토카인을 림포카인(Lymphokine)이라고 하며, 림프구를 포함하는 백혈구에 작용하는 사이토카인을 인터루킨(Interleukin)이라고 한다. 염증이란 손상에 대한 인체세포의 반응이다. 대게는 해로운 바이러스나 박테리아가 원인이며, 이때의 염증을 감염이라고 한다. 감염 없이 세포가 비정상적으로 분열하여 덩어리를 만드는 것을 종양 또는 암이라고 한다. 이때 성장이 느리고 경계가 분명하면 양성, 빠르게 자라면서 주변 조직에 침범하면 악성이라고 한다. 악성 종양 일부가 떨어져 나와 혈관이나 림프를 통해 다른 곳으로 퍼지면 전이라고 한다.

면역과 관련된 또 다른 질환으로 에이즈(AIDS)가 있다. 에이즈는 후천성 면역 결핍증으로 면역시스템의 저하로 인하여 여러 가지 질병에 시달리게 되며 폐렴에 가장 먼저 노출된다.

에이즈의 원인 바이러스인 HIV는 성관계, 수혈, 출산 등으로 감염되어지며 자각증상이 거의 없으며 잠복기가 긴 특징이 있다. 감염 후에는 HIV의 입자는 보조 T세포의 당단백질에 결합하여 아무런 증상을 나타내지 않는 보균 상태로 10여 년간 잠복하다 발병하는 경우가 많다. 에이즈의 말기에는 HIV 바이러스가 뇌신경계를 침범하여 치매를 앓고 사망하기도 한다.

가슴샘 또는 흉선이란 기관은 10대 이전에 가장 크게 자라며 사춘기 무렵 급속히 작아진다.

즉, 면역 시스템의 임무를 다 끝냈기 때문이라 볼 수 있다. 태아기에 간에 있다가 성숙기가 되면 골수로 옮겨와 분열과 증식을 되풀이되며 필요에 따라 적혈구, 혈소판, 대식세포 등을 만들어 낸다. 간세포는 흉선으로 와서 T세포로 분화하는데 T세포는 림프구의 하나로 명역시스템의 전반을 지배한다. T세포는 과거의 침입한 비자기를 기억하여 B세포에게 특징을 알려주게 되면 B세포는 비자기를 포획할 수 있도록 특징에 맞춘 항체를 만들어 낼 수 있는 것이다. T세포와 B세포가 많이 모여 있는 곳은 림프절로 감기 등 감염증에 걸렸을 경우 림프절이 먼저 붓는 것은 병원균과의 저항이 일어나고 있기 때문이다. 아토피성 피부염 역시 비자기라 여기는 항원의 등장으로 인해 면역 시스템에 반응을 일으키는 피부질환이다. 항체는 면역 글로블린이란 단백질로 사람의 면역에 관여하는 글로블린은 IgA, IgG, IgM, IgE, IgD로 다섯 가지이다. 알레르기에 관여하는 면역글로블린은 IgG와 IgE 두 종류의 항체이다. 따라서 아토피피부염을 진간할 시에는 혈액에서 두 개의 항체의 함량이 증가하였는지 검사한다.

자기와 비자기를 구분하는 것이 면역인 반면 자기를 구분하지 못하여 공격하는 것을 자가면역성 질환이라 하는데 대표적인 것은 만성 류마티스성 관절염이다. 이 질병은 남성보다 여성에게 잘 발생하며 증상을 되풀이 하며 악화되는 특징을 가지고 있다. 또한 루프스라는 홍반성 낭창은 온갖 기관에 염증을 일으키는 질환이다, 즉 자신의 모든 성분에 알레르기 반응을 일으키는 질병이다.

제7장 호흡과 배설

1. 호흡

인간이 살아가는 데에는 에너지(Energy)가 필요하다. 식물은 살아가기 위해 태양의 에너지를 이용하지만, 인간은 섭취한 영양소와 산소를 이용하여 생활에 필요한 에너지를 얻고 있다. 따라서 인간에게는 영양소를 산화시키는데 필요한 산소를 효과적으로 받아들이고 이산화탄소를 몸 밖으로 내보내는 기관이 발달되어 있다. 이 기관을 호흡기관이라고 한다. 사람의 호흡 기관은 어떻게 생겼으며 작용하는지 살펴보자.

1) 호흡의 정의

세포에서 영양소를 분해하여 생물이 살아가는데 필요한 과정을 호흡(呼吸)이라 한다. 즉, 호흡은 에너지 발생에 필요한 산소를 받아들이는 시스템이다. 호흡으로 발생한 에너지의 80% 이상은 체온 유지에 이용되고, 나머지 중 6%가 두뇌활동에 쓰인다.

호흡을 하려면 영양소와 산소가 있어야 한다. 에너지를 발생시키는데 사용되는 영양소는 탄수화물(炭水化物), 단백질(蛋白質), 지방(脂肪)이다. 영양소가 산화되면 에너지 외에 물, 이산화탄소 등이 발생한다.

그림 7-1. 세포에서 영양소가 분해되어 에너지를 얻는 과정

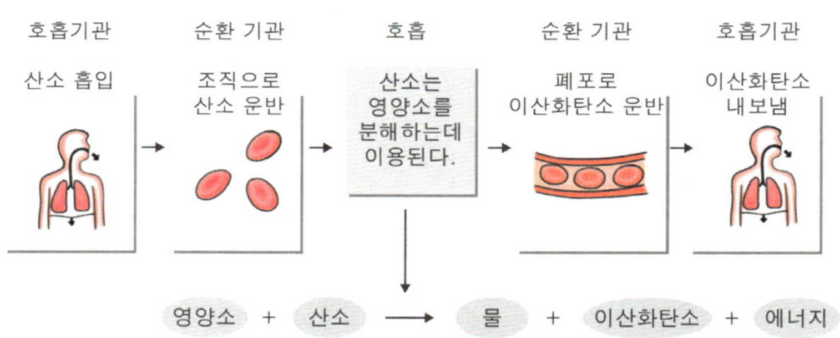

호흡기는 상기도와 하기도로 나뉜다. 상기도는 코와 입 목구멍까지를 말하며 하기도는 목구멍에서 이어진 기관, 기관지, 폐(Lung, 일명 '허파')를 말한다. 상기도에 병원체의 침입을 받아 감염이 되고 염증이 생기면 하기도인 폐까지 전염되어 폐렴이 발병한다. 기도는 두 갈래로 갈라지는데 이를 기관지라 하며 폐 속에서 점차 가늘어지며 그 끝에 폐포가 붙어있다. 기관의 내면은 점막으로 쌓여 점액을 분비하여 이물질을 걸러주는 역할을 하며 섬모운동으로 위로 밀어 올려 배출하기도 한다. 모세혈관으로 둘러싸인 작은 포도송이 모양의 수많은 폐포(肺胞)는 혈액이 폐포의 모세혈관을 지날 때 적혈구가 산소를 받아들이고 혈액 속의 이산화탄소는 폐포 속으로 나온다. 이렇게 하여 이산화탄소가 많아진 폐포의 공기는 몸 밖으로 나가고 깨끗한 공기가 다시 폐로 들어간다. 이와 같이 호흡기에서 일어나는 산소와 이산화탄소의 교환을 외호흡이라고 한다. 폐에서 많은 양의 산소를 받아들인 혈액은 결국 온 몸의 모세 혈관에 이르러 조직 세포에 산소를 공급한다. 그리고 산소를 받아들인 세포에서는 영양소가 산화되어 에너지를 낸다. 이 과정을 세포호흡 또는 내호흡이라고 한다.

그림 7-2. 사람의 호흡기관

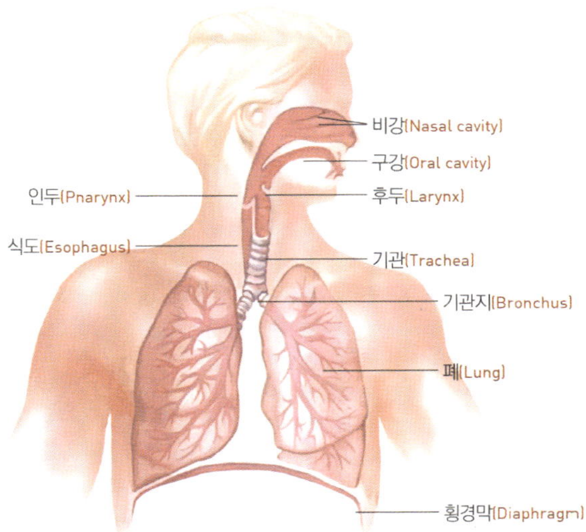

사람의 호흡은 자동차의 연료가 타는 과정에 비유할 수 있다. 사람은 영양소를 세포내에서 분해시켜 생활에 필요한 에너지를 얻고, 자동차는 휘발유 등의 연료를 연소시켜 나오는 에너지를 이용하여 움직인다. 따라서 사람이 호흡하는 것과 자동차의 연료가 타는 과정은 비슷하다. 두 경우 다 산소를 필요로 하고, 그 결과 이산화탄소와 물이 발생된다.

따라서 호흡은 세포 속에서 일어나는 연소라고 할 수 있으며, 호흡으로 생기는 에너지는 대부분 열로 되고 나머지는 생장이나 여러 가지 생활 활동에 쓰이게 된다. 그리고 이때 발생하는 열에너지의 일부는 체온을 유지하는데 쓰인다. 성인의 1분 동안의 호흡은 약 15회 정도 숨을 들이쉬며 1만 ml의 공기를 하루 동안 들이마신다. 폐포의 수는 일정하지 않으나 3억개 정도라 하면 표면적은 60-70㎡ 정도의 굉장히 넓은 면적이다.

그림 7-3. 연소와 호흡의 비교

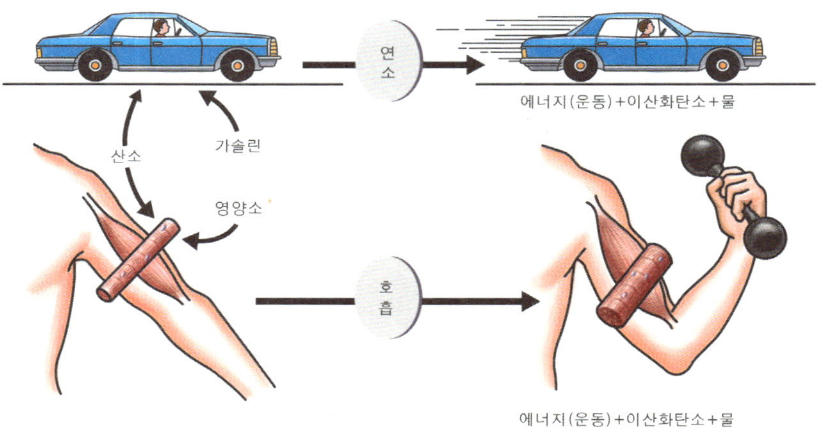

2) 폐의 구조와 호흡운동

우리는 끊임없이 숨을 쉬면서 살아가고 있다. 이때 공기가 드나드는 호흡기관은 코, 기관, 폐 등으로 이루어져 있다. 기관지는 코와 입으로 들어온 공기(외계)가 드나드는 길을 뜻하며 폐포 앞까지의 통로이다. 폐의 기능은 공기 교환으로 폐포에서 혈액간의 산소와 이산화탄소 교환이 이루어진다. 호흡의 중추는 뇌간으로 이산화탄소의 분압을 측정하여 호흡을 조절한다. 즉, 혈액 속의 이산화탄소의 양으로 호흡횟수를 결정하는 것은 뇌의 컨트롤인 것이다. 뇌에 혈류가 감소하면 산소를 유입하기 위하여 과다 호흡증상이 일어나게 되고 과산소증을 일으킴으로 이때는 봉지로 코와 입을 막고 숨을 들여 마시는 조치를 취하는데 이는 자신이 내뱉은 이산화탄소를 흡입하는 것으로 증상을 완화시킬 수 있기 때문이다.

또한 폐에는 근육이 없으므로 스스로 수축하거나 이완할 수 없다. 따라서 호흡운동은 폐를 둘러싸고 있는 횡경막과 늑골의 상하 운동에 의하여 흉강의 부피를 변화시킴으로써 폐로 공기가 드나들게 된다. 풍선을 불기 위해 심호흡을 하면서 손을 가슴에 대어보면 가슴이 위, 아래로 움직이는 것을 알 수 있다. 이는 늑골의 움직임에 의해 흉강의 부피가 변하기 때문이다. 늑골은 가슴을 둘러싸고 있는 뼈이다. 뒤로는 척추, 앞으로는 흉골(가슴뼈)에 연결되어 있으며 가슴을 둘러싸고 있어서 흉강을 만들어 그 속에 심장과 폐를 보호한다.

그림 7-4. 폐의 구조

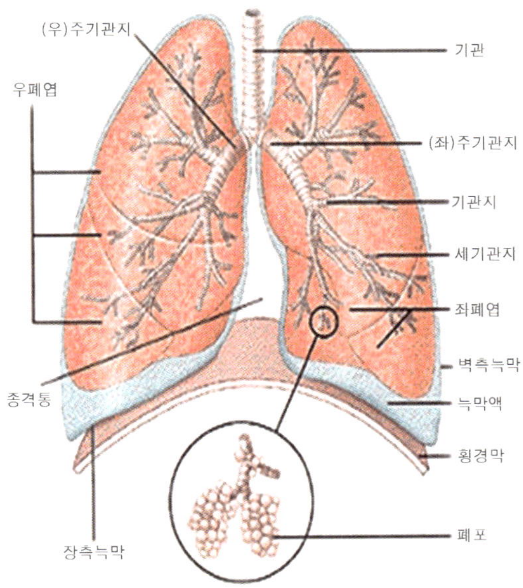

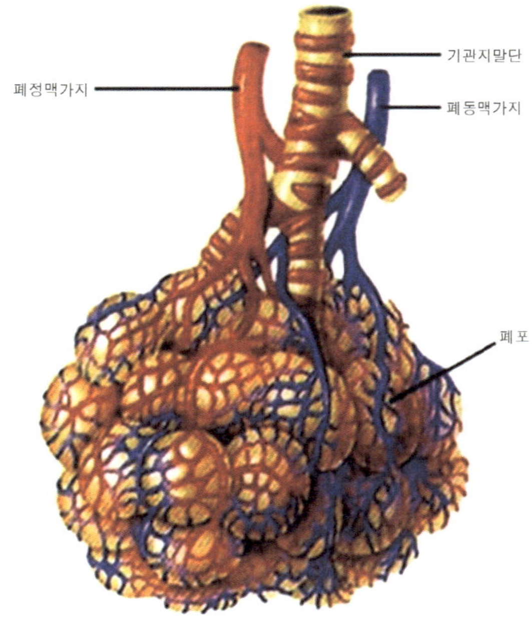

그림 7-5. 폐포의 산소교환

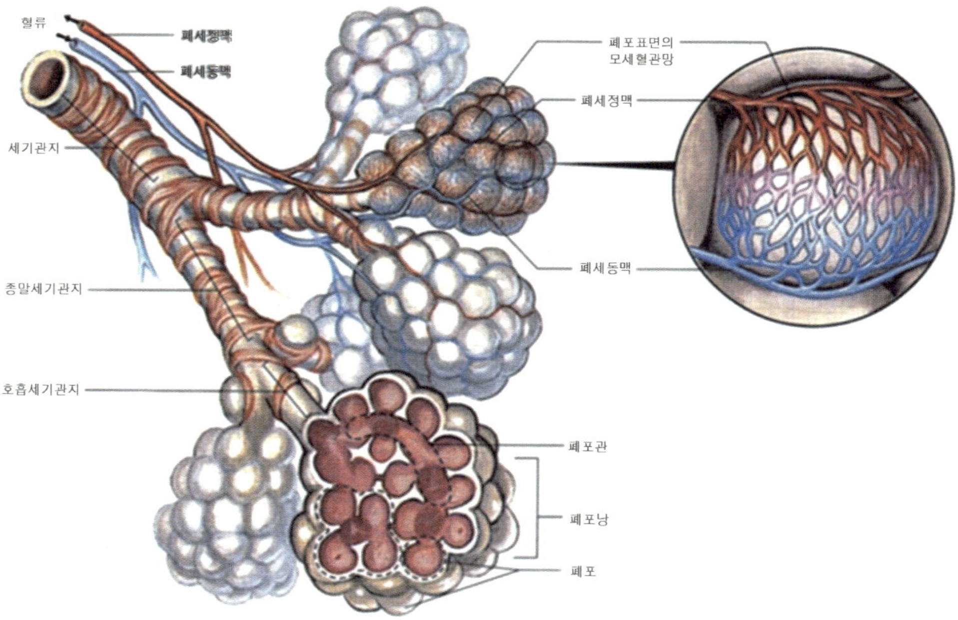

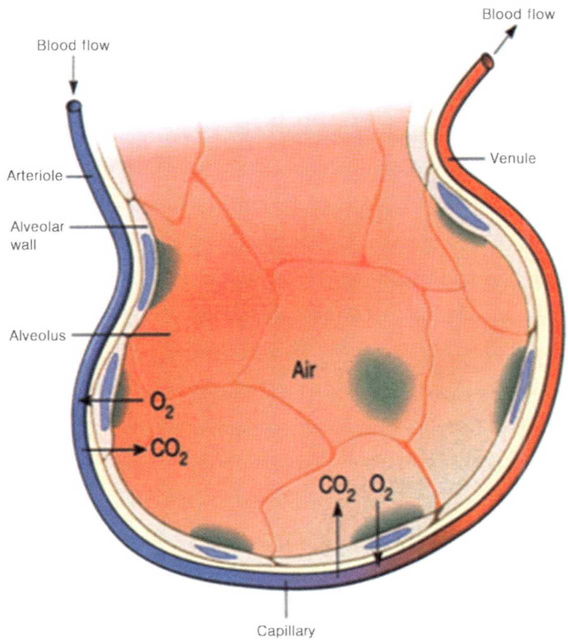

늑골은 늑간근(늑골 사이의 근육)에 의하여 약간씩 움직여서 호흡 운동을 한다. 횡경막은 가슴과 배 사이에 있는 근육성막으로 정상적인 상태에서는 내장에 의해 밀려서 위로 휘어진 상태로 있다.

숨을 들이마실 때(들숨) 횡경막이 아래로 내려가고 늑골이 위로 올라가면 흉강의 부피가 커진다. 그러면 흉강의 압력이 낮아지게 되어 외부에서 폐 속으로 공기가 빨려 들어간다. 반대로 숨을 내쉴 때(날숨)는 횡경막이 위로 올라가고 늑골이 아래로 내려가 흉강의 부피가 작아진다. 그러면 흉강의 압력이 높아지게 되어 폐 속의 공기가 밖으로 밀려나간다. 배에 손을 올려놓고 숨을 내쉴 때 배의 움직임을 살펴보자.

숨을 들이마실 때에는 배가 나오고, 숨을 내쉴 때는 배가 들어간다. 즉, 숨을 들이 마실 때에는 횡경막이 내려가서 배 속의 내장을 누르므로 배가 나오게 되고, 숨을 내쉴 때에는 횡경막이 올라가므로 배가 들어가는 것이다. 즉, 호흡을 위해 움직이는 대표적인 근육은 늑골사이 늑간근과 횡격막인 것이다.

폐에 근육이 없다면 스스로 운동할 수 없었을 것이다. 늑간근은 늑골과 늑골을 비스듬히 이어주는데 수축 시 늑골이 올라가 흉곽이 넓어진다.

그림 7-6. 들숨과 날숨에서 늑골과 횡경막의 변화

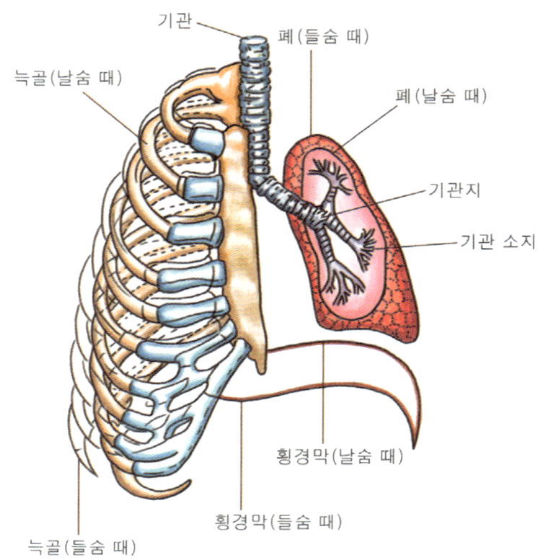

표 7-1. 호흡운동

호흡/구분	횡경막	늑골	흉강의 부피	흉강의 압력	폐	공기의 이동
들숨	아래로	위로	증가한다	낮아진다	커진다	들어간다
날숨	위로	아래로	감소한다	높아진다	작아진다	나간다

들이마시는 공기보다 내쉬는 공기 속에는 이산화탄소가 많고 산소가 적다. 그 까닭은 조직 세포에서 산소를 호흡에 이용하고, 호흡에서 생긴 이산화탄소를 혈액에 의해 폐포로 운반하였기 때문이다.

딸꾹질은 횡경막이 경련을 일으켜 수축할 때 일정한 간격으로 독특한 소리를 내는 현상이다. 딸꾹질은 다양한 원인에 의해서 발생하는데, 가장 흔한 원인은 위가 지나치게 팽만한 경우이다. 또한, 위가 자극을 받거나 신경의 경련 그리고 여러 가지 대사의 장애 등도 딸꾹질을 유발한다. 딸꾹질을 멈추기 위해 가장 많이 쓰이는 방법은 오랫동안 숨을 참는 것이다. 딸꾹질은 치료에 관계없이 약간의 시간이 지나면 멈추지만 심한 딸꾹질이 계속될 때에는 횡경막에 분포해 있는 신경을 수술하여 제거하기도 한다.

폐질환 중 암과 같았던 폐결핵은 호흡 시 공기 중에 떠돌던 결핵균이 폐 속에 들어가 감염된다. 체중 감소, 잦은 기침, 객혈 등의 증상으로 치료시기가 길고 복용약의 독성이 긴 무서운 질병이다.

3) 호흡 운동의 조절

성인은 평상시 1분에 18회 정도 호흡을 한다. 성인은 매번 호흡할 때마다 500ml 정도의 공기를 들이마신다. 크게 들어 마실 경우 4ℓ까지는 가능한데 이 양을 폐활량이라고 한다. 폐활량은 사람에 따라 크게 차이가 난다. 그러나 아무리 심호흡을 하여 공기를 폐에서 모두 내보내려고 해도 약 1.5ℓ 정도는 항상 폐 속에 남아 있다.

호흡 운동에는 다수의 근육이 참여하고 있다. 즉, 중추 신경계에 의하여 율동적인 호흡운동을 수행할 수 있도록 조절되고 있다. 호흡운동을 조절할 수 있는 신경세포의 집단을 호흡 중추라고 하며, 이는 연수(延髓, "숨골"이라고도 함)에 의해 조절된다. 심한 운동을 하게 되면 호흡이 빨라지고 심호흡을 하게 된다. 연수는 혈액 내에 포함되어 있는 이산화탄소의 농도에 따라 호흡운동을 조절하는데, 이산화탄소 농도가 높아지면 호흡이 빨라진다.

2. 배설

우리는 호흡에 의해 섭취한 3대 영양소를 분해하여 살아가는데 필요한 에너지를 얻고 있다. 만약 영양소의 분해로 인해 생긴 노폐물이 배설되지 않고 몸 속에 그대로 남아 있으면 생명현상에 여러 가지 트러블이 발생하게 된다. 그러면 배설의 의미와 중요성에 대해 살펴보기로 하자.

1) 배설의 의미와 중요성

배설은 영양소가 산화된 결과 생긴 노폐물을 몸 밖으로 내보내는 것을 의미하며, 배설에 관계되는 기관을 배설기관이라 부른다. 우리가 에너지를 내어 살아갈 수 있는 것은 탄수화물, 단백질, 지방을 섭취할 수 있기 때문에 가능하다. 탄수화물과 지방은 탄소, 수소, 산소로 구성되어 있고, 단백질은 탄소, 수소, 산소, 질소로 되어 있다. 따라서 단백질이 분해될 때에는 이산화탄소와 물 이외에 질소를 포함하고 있는 암모니아가 더 생기게 된다. 이런 암모니아는 독성이 있으므로 간에 의해 독성이 적은 물질로 변환된다.

그림 7-7. 3대 영양소가 분해될 때 생기는 노폐물

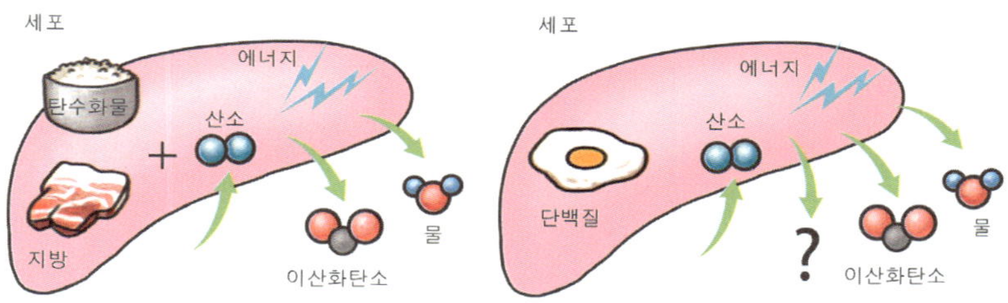

우리는 하루에 1.6ℓ 정도의 오줌을 배설한다. 만약 오줌이 제대로 배설되지 않으면 몸이 붓고, 심한 경우 생명이 위태로울 수도 있다. 단백질이 분해될 때 생성된 독성이 강한 암모니아는 간에서 요소로 바뀐 후 신장에서 걸러져 오줌으로 배출되는데, 이러한 배설이 원활하게 되지 못하면 유독물질이 계속 쌓이게 되므로 세포에 해를 주게 되며, 체액의 성분 및 산성도(pH) 등도 일정하게 유지되지 않는다. 단백질이 분해되어 생긴 암모니아는 독성이 강한 물질이므로 빨리 배설되어야 한다. 이때 간은 조직세포에서 단백질이 분해되어 만들어진 암모니아를 독성이 적은 요소로 변화시키기 때문에 그 역할은 매우 중요하다.

그림 7-8. 암모니아의 배설 경로

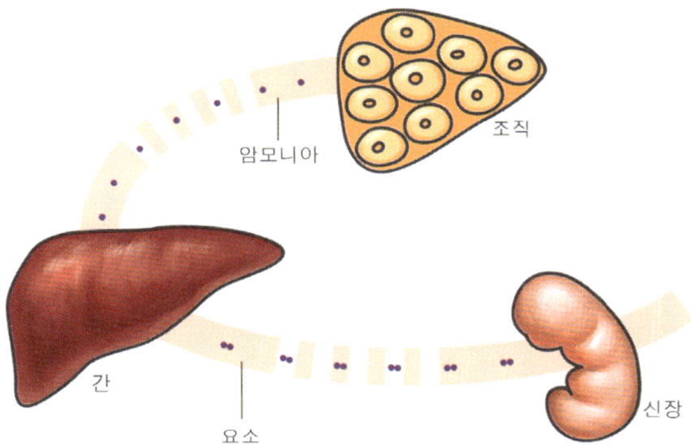

신장은 체내의 노폐물이 모이는 곳으로 남은 수분과 미네랄을 버리는 휴지통과 같다. 신장의 기능이 제대로 작용하지 않는 질환을 신부전이라 하며 수분과 산, 칼륨 등을 버리지 못하여 부종이 일어나그 폐수종 및 칼륨의 축적으로 인한 심장 박동이 급격이 증가하여 급사의 위험성이 있다. 이를 요독증이라 한다. 따라서 인공 신장을 이용한 투석으로 증세를 완화 시키나 분자량이 큰 단백질을 여과할 수 없으므로 장기간 투석 시 건강이 악화되어 진다. 신장은 호르몬을 분비하는 기능을 가지고 있으며 혈압과 산소 농도를 감시하며 혈압을 상승시키는 호르몬인 레닌을 분비한다. 또 골수에 적혈구를 만들어라 명령을 내리고 비타민 D를 활성화하여 칼슘이 만들어 지도록 명령을 내리는 에리스로포에틴(Erythropoietin, 혈액생성인자)이 있다. 오줌은 1분간 1ml씩 만들어지는데 신장에서 생성되어 요관을 통해 방광으로 모인다.

항이뇨호르몬인 바소프레신(Vasopressin, 뇌하수체 후엽에서 분비되는 호르돈)을 분비하는 곳은 뇌하수체후엽으로 물의 재흡수를 도와 소변양을 줄여주는 역할을 한다. 또한 부신피질에서 분비되는 알도스테론(Aldosterone, 부신에서 분비되는 호르몬)도 나트륨의 재흡수를 도와 소변양을 감소시키며 잔뇨가 있을 시 세균의 증식이 활발하므로 배뇨감을 느낄 때 오래 참지 않는 것이 방광염을 예방할 수 있다. 물을 자주 마셔 오줌 배출을 원할이 하는 것도 세균배출을 하는데 도움이 된다.

3. 땀샘의 배설작용

사람은 신장에서뿐만 아니라 피부에 있는 땀샘에서도 어느 정도의 노폐물이 물과 함께 걸러져 배설된다. 땀샘은 진피 속에 분포하고 실꾸러미 모양으로 뭉쳐 있으며 그 주위를 모세혈관이 둘러싸고 있다. 땀샘으로부터 나온 긴 관은 피부 표면에 땀구멍을 내고 있다.

땀샘은 온 몸에 분포하고 있으나 특히 손바닥, 발바닥, 콧등, 겨드랑이 등에 많다. 온 몸에 200~400만개 정도 있다. 기온이 높거나 운동을 해서 피부의 온도가 올라가면 땀을 흘리게 된다. 땀은 땀샘을 둘러싸고 있는 모세혈관으로부터 물, 노폐물, 무기 염류 등을 걸러내고 만들어져 땀구멍을 통해 배설된다. 땀의 성분은 오줌과 달리 99%가 물이고 염분, 요소 등이 소량 포함되어 있다.

땀의 작용은 크게 두 가지를 생각할 수 있다. 첫째는 노폐물의 배설작용으로 물, 염분, 요소 등의 노폐물을 배출한다. 두 번째는 체온조절 작용이다. 땀이 증발할 때 피부로부터 우리 몸의 열을 빼앗아가므로 체온이 내려가게 된다. 이로부터 더운 여름에도 체온이 일정하게 조절되는 것이다.

그림 7-9. 땀샘의 구조

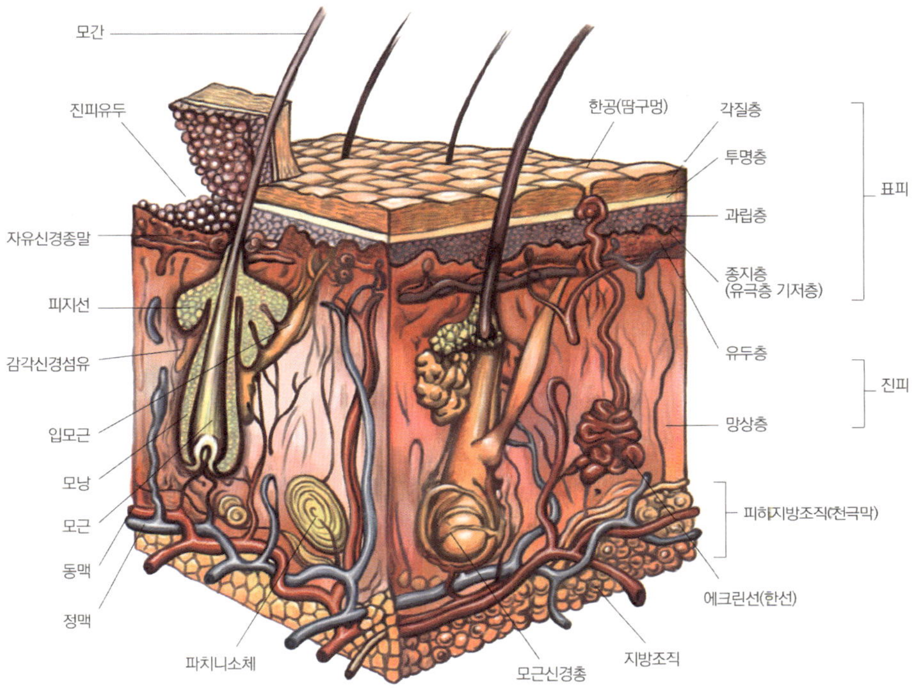
모간
진피유두
자유신경종말
피지선
감각신경섬유
입모근
모낭
모근
동맥
정맥
파치니소체
모근신경총
지방조직
에크린선(한선)
한공(땀구멍)
각질층
투명층
과립층
종지층
(유극층 기저층)
유두층
망상층
피하지방조직(천극막)
표피
진피

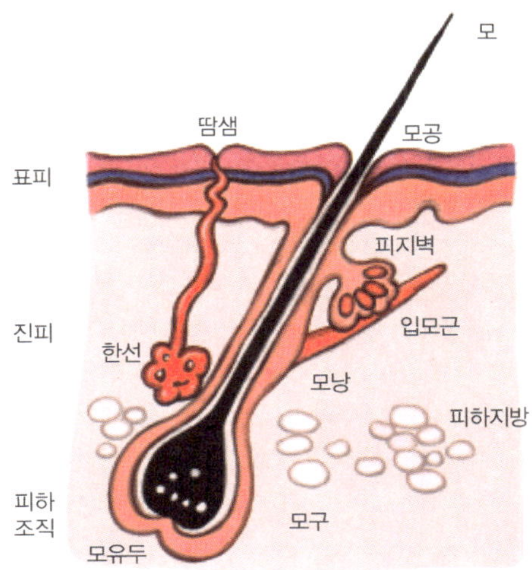
모
땀샘
모공
표피
피지벽
입모근
진피
한선
모낭
피하지방
피하
조직
모구
모유두

그림 7-10. 하루 중 물의 섭취량과 배설량

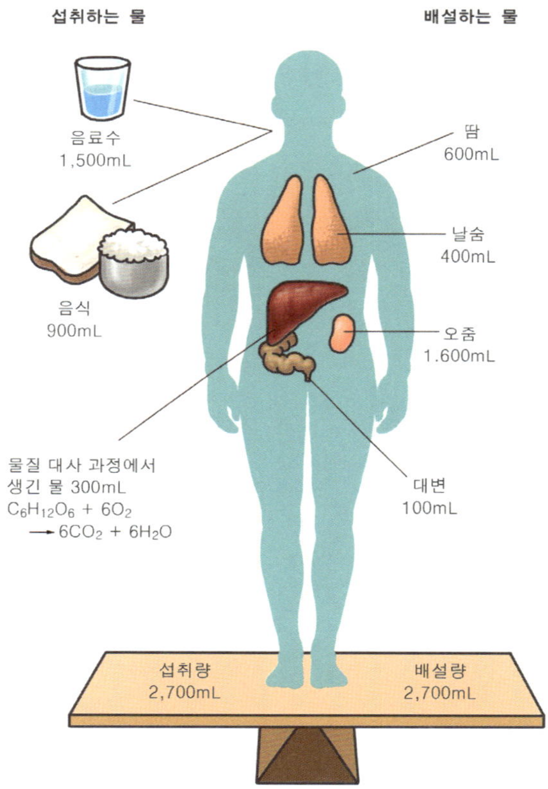

표 7-2. 오줌과 땀의 성분 비교

성분/구분	오줌(%)	땀(%)
물	95.0	99.0
요소	1.8	0.1
염분(무기염류)	1.5	0.8
기타	2.7	0.1

제8장 신경계

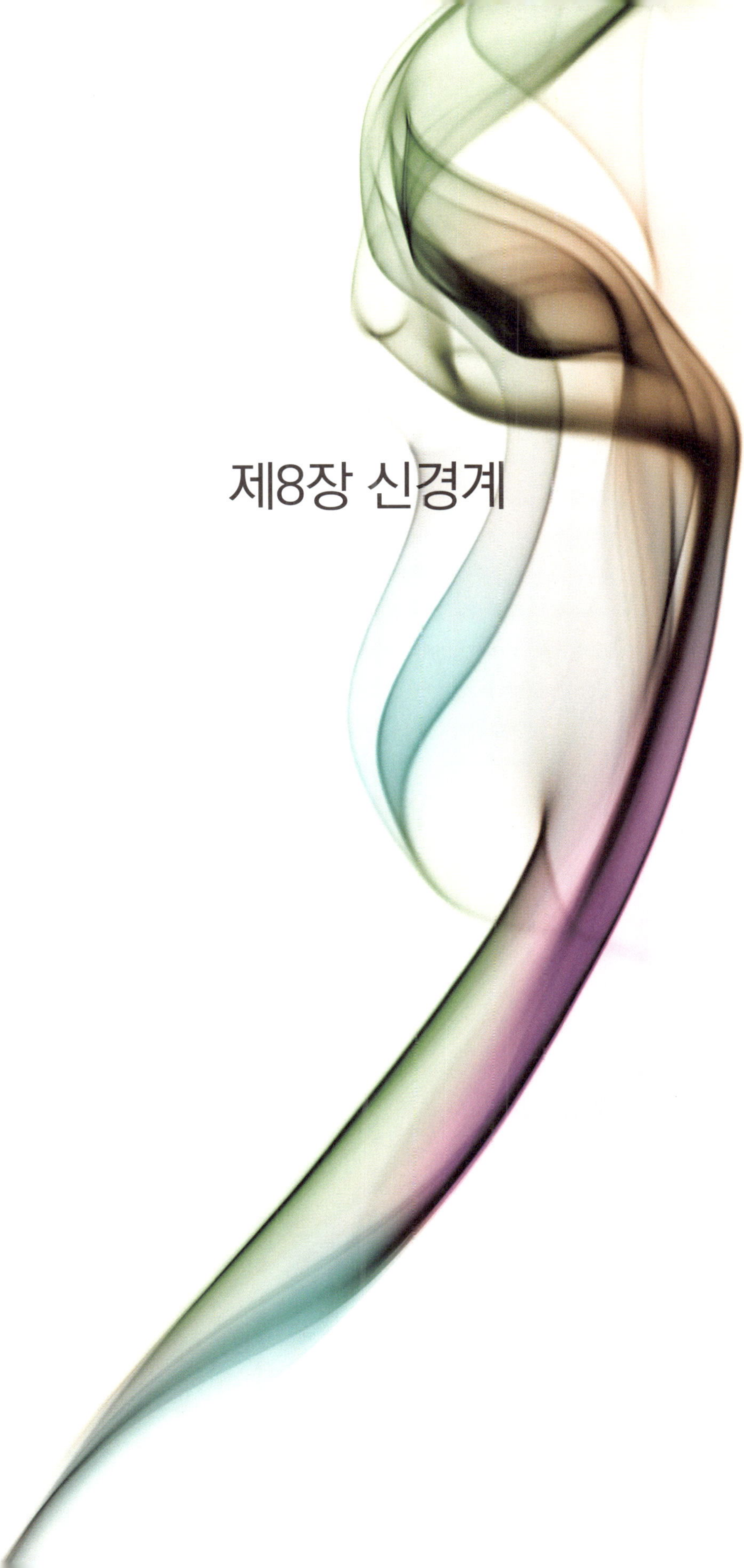

1. 신경계의 개요

"피부는 내장의 거울"이라는 말이 있다. 이는 피부가 호르몬의 균형이나 신경계, 당뇨병 등 모든 질환, 그리고 피로와 스트레스에도 영향을 받아 변화를 일으킨다는 뜻이 된다. 이 중 신경계는 신체의 조직 중 가장 중요한 것 중의 하나로 여겨지고 있다. 이것은 다른 모든 조직의 기능을 조절하며 여타의 기관이 서로 조화 있고 효율적으로 움직이게 한다. 신체의 구석구석에는 신경이라고 알려져 있는 미세한 섬유가 퍼져 있다. 신경은 대개 혈관을 따라 뻗어져 있고, 피하조직, 진피 등에 신경섬유망을 형성하고 있다. 사람의 신경계는 뇌와 척수, 그리고 온 몸에 퍼져 있는 말초신경들로 구성되어 있다. 신경은 신체의 각 부분으로 메시지를 전달하고 전달받은 섬유로 만들어진 길고 흰 섬유이다. 신경은 뇌와 척수에서 시작되어 신체의 각 부분에 가지가 뻗어 있으며 감각과 운동을 전달한다. 우리 몸의 전화선과 같아서 수용기와 반응기 사이를 연결하여 정보를 신속히 전달하는 역할을 한다. 신경계(Nervous System)는 크게 중추 신경계와 말초 신경계로 나눌 수 있다. 중추 신경계는 뇌와 척수로 연결되어 있으며, 말초 신경계는 중추 신경계로부터 나와 온 몸에 퍼져 있는 신경계이다.

사람의 몸은 단순한 세포들의 집합체가 아니다. 각각의 세포가 서로 연관되어 협조함으로써 비로소 사람으로서 존재할 수 있다. 전체 세포를 통합, 조절하는 것이 신경과 호르몬이다. 신경에는 뇌와 척수에 있는 "중추신경계"와 중추신경과 몸의 각 부분을 연락하는 말초신경계가 있다. 말초신경계에는 근육과 이어지는 운동신경, 내장과 연결되는 자율신경, 감각기관과 연결되는 지각신경 등이 있다. 중추신경계나 말초신경계는 모두 신경세포와 그것을 지탱하는 지지세포로 구성되어 있다. 신경세포는 핵이 있는 세포체로부터 수상돌기와 축색돌기라는 두 종류의 돌기가 뻗어나가는 형태를 하고 있다. 수상돌기는 다른 세포로부터 자극(정보)을 받아들이는 돌기이며, 축색돌기는 다른 세포에 자극을 주는 돌기이다. 축색돌기의 끝 부분과 다른 세포 사이에는 자극을 전달하는 시냅스가 있다. 이것은 특수한 구조로 되어 있다. 사람의 몸에는 약 1400억 개의 신경세포가 존재하며, 돌기가 긴 것(좌골신경)은 약 1미터나 된다.

두개골안의 뇌와 척추속의 척수에서 정보를 처리하고 지시을 내리는 신경조직 덩어리인 중추신경계통은 매우 중요한 존재이지만 아주 약해서 잘리거나 손상을 입으면 재생되지 않는다. 이 때문에 교통사고 등으로 척추를 다치게 되면 영원히 신경 마비가 되는 경우가 많다. 반면 말초신경 계통은 여러 갈래로 갈라져서 인체 곳곳이 분포하여 손상을 입어도 재생이 가능하다. 말초 신경계통은 감각정보를 중계하고 장기와 분비샘을 작용하게 한다. 교감신경은 소위 "싸우거나 도망칠 때" 작용하는 신경으로, 본인의 의지와 관계없이 땀이 나고 심장이 빨리 뛰며 입을 마르게 한다. 한편, 부교감 신경은 모든 상태가 안정되었을 때 신체를 쉬게 하고 에너지를 보존한다.

2. 신경계의 구분

1) 중추신경계

중추신경계는 뇌와 척수를 구성하고 있다. 그 기능은 의식과 모든 정신작용을 조절하고 시각, 후각, 미각, 촉각, 청각과 같은 오감(五感)의 자발적인 기능을 조절하여 신체의 움직임과 얼굴의 표정과 같은 근육의 자발적인 행동을 조절한다. 정신활동, 생명유지와 깊게 관련된, 말 그대로 인체의 중추를 담당하는 곳이다.

2) 말초신경계

지각신경이나 운동신경은 뇌와 척추로부터 시작되어 신체의 모든 부위에 퍼져 있다. 이와 같은 것을 말초신경계(Peripheral Nerve System)라 하고 이들의 기능은 중추신경계로부터 지시를 받거나 전달하는 것이다. 뇌, 척수와 몸이 각 부분을 연결하는 정보의 연락경로이고, 그 역할에 따라 수신기능을 담당하는 감각신경(Sensory Nerve), 발신기능을 담당하는 운동신경(Motor Nerve) 그리고 자율신경(Autonomic Nerve)으로 크게 나뉜다. 감각신경은 보고, 듣고, 만지고, 맛보고, 냄새를 맡은 감각에 정보를 뇌에 전달하는 신경이다. 운동신경은 몸을 움직일 때에 뇌에서 운동지령을 몸의 끝 부분까지 전달하는 신경이다. 자율이란 의미는 의사와 상관없이 자동적인 것을 의미하는데 자율신경은 내장, 혈관 등의 기능을 통제하는 신경이다. 예를 들어 안면홍조는 정확한 유발요인은 밝혀지지 않았지만 급격한 온도나 감정 변화, 스테로이드 연고의 무분별한 남용, 음주(알코올), 폐경 등이 원인으로 꼽히고 있다. 또 피부가 자외선에 만성적으로 노출되면서 혈관을 감싸는 탄력섬유가 손상되면서 확장되기도 한다. 피부가 희고 얇은 사람일수록 안면홍조가 잘 나타나며 오랫 동안 여드름이나 아토피 피부염을 앓은 사람에게도 흔하다. 사춘기에 이 같은 증상이 흔하게 나타나는 것은 사소한 자극에도 감정의 변화가 심하기 때문에 자율신경계가 변화되면서 혈관이 늘어난다.

자신의 의지로 운동을 지배하는 감각신경과 운동신경을 몸신경계(Somatic Nervous System)라 구분한다. 모든 내장, 내분비선, 외분비선, 혈관, 온 몸의 땀샘은 뇌에서 지령을 받지 않고 독립적으로 작용한다. 즉, 생명유지에 관여하고 그 기능을 통제하는 신경이 자율신경으로 자신의 의지로 조절할 수 없다. 예를 들면 호흡, 심박, 혈압, 체온, 발한, 배뇨, 배변 등은 자율신경으로 조절되고 잠을 자고 있어도 생명을 유지할 수 있는 것은 자율신경의 덕분이다. 또 손, 발은 자유롭게 움직일 수 있어도 심장, 위장은 뜻대로 되지 않는다.

자율신경계 중추는 대뇌 밑의 간뇌(間腦, 대뇌와 소뇌사이에 위치)이며 교감신경(Sympathetic Nerve)과 부교감신경(Parasympathetic Nerve)으로 나뉘어져 있고 거의 같은 기관에 분포되어 있어 서로 길항작용을 한다.

교감신경은 변화하는 환경 적응에 적응할 수 있도록 하며 부교감신경은 휴식에 관여한다,

교감신경말단의 분비되는 신경전달물질은 노르아드레날린이며 부교감신경 말단의 신경전달물질은 아세틸콜린(Acetyl Choline)이다.

(1) 교감신경 : 교감신경의 줄기는 등뼈에 위치하며 척수신경과 연결되어 신경섬유를 흉부와 복부의 여러 장기로 보낸다. 교감신경은 호흡, 혈액순환, 소화, 내분비 작용과 같은 체내 기능을 주관하므로 매우 중요하다. 주된 작용은 체내의 기능을 조절하여 이들을 균형감 있고 잘 움직이도록 하는 것이다. 또 교감신경 흥분 시 부신수질에서 분비되는 부신수질호르몬(예, Adrenalin)과 협조해서 활동적으로 체내의 물질대사를 높여 긴급 시에 대처할 수 있는 투쟁신경에 비유할 수 있다.

(2) 부교감신경 : 부교감 신경의 줄기는 중뇌(中腦, 간뇌와 소뇌 사이에 위치), 연수 및 척수의 아래 부분에서 나와 역시 흉부와 복부의 장기에 분포하며 교감신경과 서로 반대의 기능을 한다. 휴식적이고 동화작용만을 촉진해서 에너지를 축적하는 작용을 하며 밤에 잠이 들 때 이 신경이 작용해야 한다. 즉, 평화 신경에 비유할 수 있다.

그림 8-1. 자율신경계의 구성과 기능

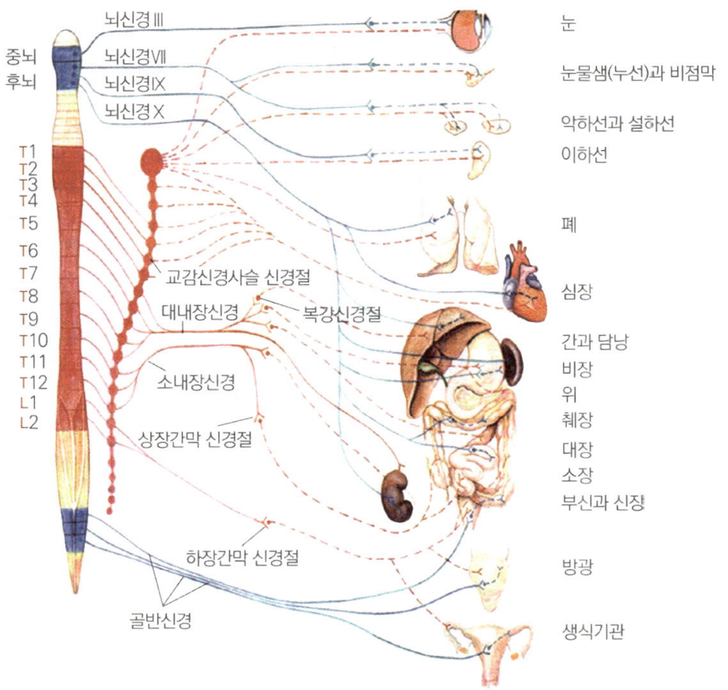

3. 신경세포

신경조직을 이루는 세포는 신경자극을 전달하는 신경세포와 신경세포를 보호하고 지지하는 신경교세포가 있다. 형태에 따라 단극. 다극, 양극의 신경세포로 구분하는데 대부분의 구심성 감각신경은 다극신경이며 일부의 감각신경이 양극신경으로 되어 있다.

신경조직은 신경교(神經膠, 중추신경 내부에서 신경조직을 결합하고 유지하는 작용을 하는 조직)와 신경원(神經元, 신경계를 이루는 기본세포)으로 구성되어 있다. 신경교는 교세포라고 하며 중추신경계 내에 존재하며 신경원을 보호하는 역할을 한다. 가장 많은 신경교는 성상교세포로 뇌 혈관장벽을 형성하는 별 모양의 세포이다. 성상교세포(星狀膠細胞)는 신경의 혈관벽에 부착되어 있다. 신경세포의 중심부분을 세포체라 하고 크기가 다양하며 하나의 큰핵을 가지고 있다. 세포체에는 세포소기관들이 포함되어 있으나 중심소체를 가지고 있지 않으므로 분열이 불가능한 세포이다. 신경세포는 물질대사가 왕성하므로 많은 양의 미토콘드리아를 가지고 있다.

신경세포는 핵을 가지고 있는 세포체와 여러 가닥으로 뻗은 가지형태의 수상돌기와 세포체에서 가늘게 뻗은 축삭으로 이루어져 있다. 수상돌기는 세포체에서 팔처럼 뻗은 세포질 돌기를 가지고 있는데 이 돌기의 수는 매우 다양하며 전기적 활동을 한다. 축삭은 가지돌기와 달리 하나의 가지로 되어 있으며, 한 개의 신경세포는 하나의 축삭을 가진다. 다른 신경섬유로부터 신경자극을 받아들이는 곳은 수상돌기이며 받아들인 자극을 다른 신경섬유에 전달하는 기능은 축삭이 하고 있다. 같은 운동신경은 다극신경세포로 세포체가 중추신경 내 위치하지만 감각신경의 세포체는 주로 단극신경세포로 세포체가 중추신경에 들어가기 전에 위치하여 신경절을 이룬다. 축삭의 끝부분의 가지를 축삭끝가지라 하며 이를 시냅스말단부위로 신경과 효과기 접합부를 이루는 부위이다. 축삭은 활동전위를 세포체에서 시냅스 말단부위로 전달한다.

뇌 신경세포가 자신의 정보를 보다 정확하고 신속하게 다른 신경세포에 전달할 수 있도록 도와주는 장치로 미엘린(Myelin) 또는 미엘린 수초(髓鞘, 여기서 髓는 '골'이라는 뜻이고, 鞘는 '껍질'을 의미함)라고 부르는 것이 있다. 즉, 미엘린 수초는 골(뇌)에 있는 신경세포의 축색(Axon)부분을 미엘린이라는 물질로 둘러싸고 있는 껍질이라는 뜻이 된다.

4. 뇌

뇌(Brain)는 척수와 뇌신경을 통해서 몸과 교신하는 장기며 뇌는 자극이 수신되면 이에 반응하는 자극을 보낸다. 촉각, 온각, 통각 등 몸통과 사지에서 오는 일반적인 신체감각을 척수를 통해 전달받고 머리로부터는 뇌신경을 통해 받아들인다. 일부 뇌신경은 혈압이 높고 낮은지, 식사를 해야 하는지 등을 내장의 기능을 뇌에 전달한다. 뇌신경은 후각, 시각, 청각, 평형감각 및 미각 등의 중요한 감각을 전달하며 정보를 기억하거나 계획을 세우는 행위, 또는 인격과 같은 혼합적인 정서를 판단하는 중요한 역할을 한다. 우리의 행동은 늬에서 뇌신경과 척수를 통해 돌아온 자극의 반응이라 할 수 있다. 뇌는 대뇌(Cerebral)와 간뇌(Diencephalon, 일명 '사이뇌'), 중뇌(Mid Brain), 교(Pons, 일명 '다리뇌'), 연수(Medulla Oblongata, 일명 '숨뇌'), 소뇌(Cerebellum)로 이루어져 있으며, 뇌간(Brain Stem, 뇌줄기)은 중뇌와 교, 연수를 묶어 통칭하는 것이다. 뇌와 척수는 매우 중요한 기관으로 물 속에 싸여 있는데, 이는 충격을 흡수하기 위함으로 이를 뇌척수액이라 한다. 대뇌의 변연계 부위는 식욕, 성욕, 쾌, 불쾌, 희노애락 등의 감정을 느끼는 부분이며 대뇌피질은 언어와 같은 인간의 고도의 기능을 담당한다. 대뇌의 경우 학습, 연구, 창조 등의 작업에 관여하며 대뇌의 주름은 대뇌 신피질로 주름이 많을수록 지능과 관련되는데 많은 주름은 표면적이 넓어지고 높은 지능을 가진다.

대뇌는 부위별로 역할을 맡고 있으며 두정엽은 운동능력과 몸의 움직임을 담당하며 대뇌 측두엽은 청각을 느낄 수 있도록 한다. 특히 뇌의 왼쪽 측두엽의 특정부위인 베로니케 영역(Wernike Area)은 언어

중추신경계로 언어를 잘 이해할 수 있도록 한다. 대뇌 전두엽은 브로카 영역(Broca Area)으로 말하기와 혀의 움직임, 목소리 등에 관여하는 영역이다. 대뇌 후두엽은 시각 정보를 담당하는 영역이다. 대뇌가 몸을 움직여라와 같이 명령을 내리면 소뇌는 움직임을 미세 조정하는 역할을 한다.

대뇌는 신경세포로 이루어져 있으며 매우 복잡하게 되어 있으며 뇌세포는 재생하지 않으므로 나이가 들면서 계속 줄어들게 되어 있다. 신경세포와 신경교 세포로 이루어진 뇌세포는 혈관을 통해 산소와 영양분을 공급하고 노폐물을 운반하는 기능을 가진다. 간질은 뇌신경의 기본 단위인 뉴런(Neuron, 신경세포)이 흥분이 억제되지 않는 상태로 지나치게 흥분되어 있기 때문이다. 뉴런은 신경세포체와 여러 수상돌기 한 개의 축색으로 이루어진 신경계의 기본 단위라 할 수 있다. 따라서 뉴런의 비정상적인 흥분상태인 경직, 경련과 같은 증상을 나타낸다. 뇌의 기능이 죽은 상태인 뇌사의 경우는 시간이 경과함에 따라 심장도 멈춰버리게 되어 결국 사망에 이르며 식물인간의 경우는 뇌간만 살아있는 상태로 의식이 없으나 호흡이 가능한 상태이다.

뇌의 영역을 분류하여 설명하면 대뇌반구는 신경관의 앞쪽 끝에 위치한 종뇌(終腦, Telencephalon)에서 파생된 것이다. 간뇌는 시상과 시상하부가 되어 망막으로부터의 시신경이 연결된 곳이다. 뇌간은 간뇌의 뒤에서 중뇌는 관모양으로 머리앞쪽으로 굽어져 있다. 뇌간은 후뇌로 이어져 교뇌와 소뇌가 된다. 뇌의 끝부분은 연수로 뇌줄기와 척수를 연결시켜 준다. 척수는 뇌에서 아래로 시작하여 등뼈 안에 존재하며 허리까지 이어져 있다. 굵기는 약 1cm 정도로 태생기 때 뇌와 척수와 같이 존재하였으나 점점 길어져 아래로 내려오게 된 것이다. 즉, 척수란 신경세포와 신경섬유의 묶음이라 할 수 있다.

그림 8-2. 뇌의 구조 및 기능

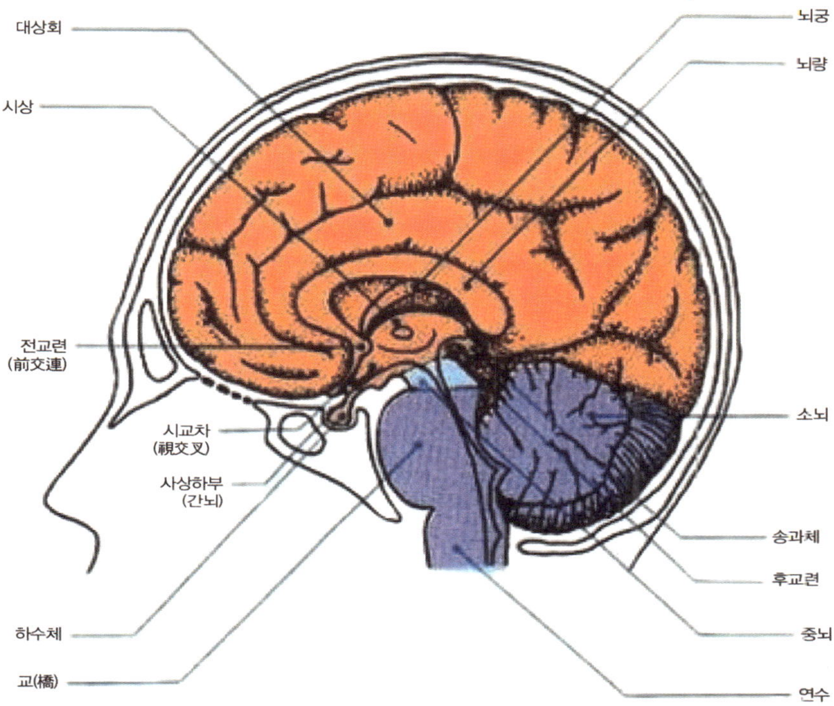

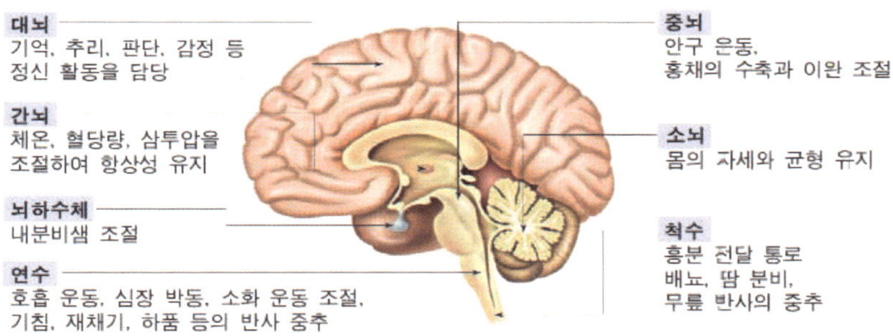

두통을 느끼는 것은 수많은 뇌의 혈관이 일시적으로 붓거나 얼키면 신경 섬유를 자극하여 생기는 것이다. 현대인이 가장 많이 느끼는 편두통은 이러한 내부혈관의 확장에 의한 것이다.

5. 시상하부와 생체시계

뇌는 크게 대뇌 신피질, 대뇌번연계, 뇌간으로 구별할 수 있으며 뇌간은 다시 뇌교와 중뇌, 간뇌, 연수로 구분한다. 간뇌는 시상과 시상하부로 나뉘며 분노, 공포 등의 원시적인 감정을 관장하는 곳이 시상하부이다.

시상하부(視床下部)는 인체의 상태에 관한 각종 정보를 받아들여 이것과 내분비선의 활동을 연결시켜 조절해준다. 따라서 시상하부는 뇌와 신체의 각 부분이 서로 대화를 나누게 하는 중개 역할을 한다. 뇌에서 나오거나 들어가는 모든 메시지들은 시상하부를 경유한다. 시상하부는 인체가 전달하는 메시지들에 대해 시상하부 바로 아래에 있는 분비선인 뇌하수체(腦下垂體)를 통해 부분적으로 응답한다. 손톱 크기에 불과한 시상하부는 내분비선의 사령부라 할 수 있다. 호흡, 식욕, 갈증, 심장박동의 자동조절은 물론 소화, 체액균형, 생식 등의 조절에 관여하는 호르몬을 분비한다.

뇌하수체는 시상하부로부터의 요구에 대응하여 자체 호르몬들을 생산하며 이 호르몬들은 많은 내분비선을 포함한 인체의 조직들에 혈액을 타고 전달된다. 그러나 어떤 경우는 시상하부를 통하지 않고 독립적으로 이루어지기도 한다. 우리가 돌발적인 위기상황에 직면했을 때 교감신경계가 직접 부신수질을 자극하여 아드레날린(Adrenalin)과 노르아드레날린(Noradrenalin)을 분비하게 하며, 이는 또한 신경 말단에서도 유사한 물질을 방출한다. 시상하부에 붙어있는 뇌하수체는 뇌의 아래 부분에 매달려 있으며 음악에서 악보를 해석하고 연주를 이끄는 "내분비 교향악단의 지휘자"에 비유할 수 있을 것이다.

사람은 밤에 자고 낮에 활동하는 하루주기의 리듬있는 생활을 하고 있다. 사람은 사이뇌의 시상하부가 몸 밖의 빛 등을 토대로 하루 거의 24시간의 주기를 감지하는 체내시계를 가지고 있다. 그 덕분에 하루의 리듬을 미세하게 조절할 수 있는 것이다. 수면뿐 아니라 체온도 오전 중에는 낮도록, 오후부터 저녁까지는 높아지도록 조절하는 것도 이 체내시계의 역할이다.

그림 8-3. 뇌의 구조와 시상하부

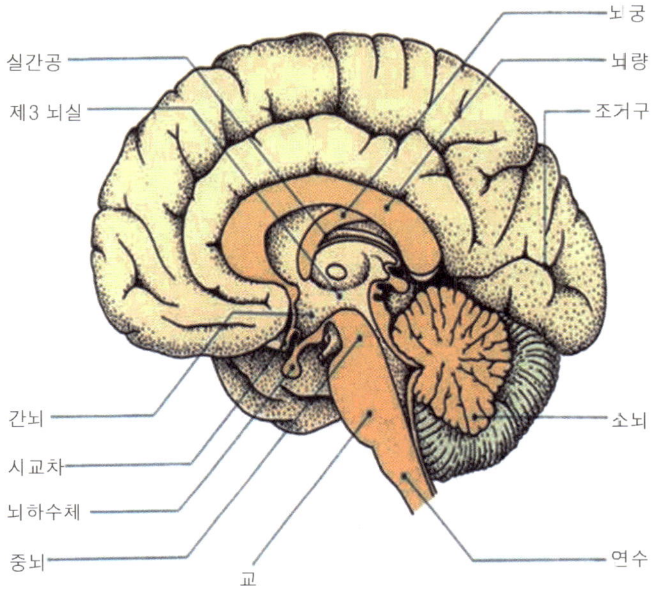

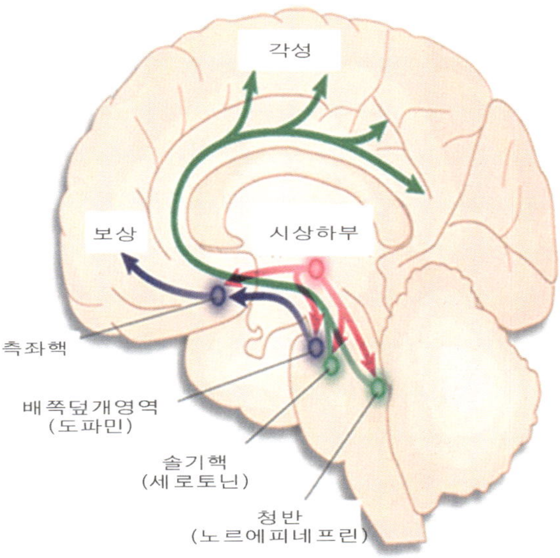

6. 송과선과 멜라토닌

프랑스의 철학자 데카르트(Ren Descartes, 1596-1650)는 마음과 몸이 만나는 장소를 송과선(松果腺)이라고 했다. 솔방울처럼 생긴 송과선은 인체 내부에서 일종의 시계 구실을 한다. 뇌의 깊숙한 부위에 묻혀 있지만 송과선은 직접적으로 빛에 반응한다. 외부 세계가 어느 정도 밝고 어두운지에 관한 메시지들이 눈을 통해 송과선에 전달된다. 날이 저물고 어두워지면 송과선이 작동되기 시작하여 멜라토닌(Melatonin)이라고 불리는 호르몬이 분비되기 시작한다. 새벽이 되면 멜라토닌의 생산이 중단된다. 따라서 밤이 긴 겨울에는 멜라토닌의 생산이 많아진다. 겨울잠을 자는 동물들이 겨우내 잠을 잘 수 있는 것은 멜라토닌이 그 만큼 많이 있기 때문이다.

그림 8-4. 송과선

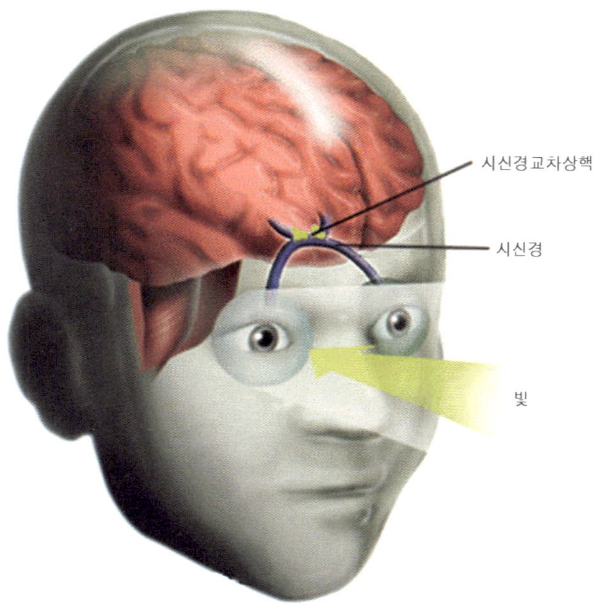

왜 나는 가을만 오면 쓸쓸해질까?

가을이 깊어지면 기분도 가라앉는 경우가 있다. 거리에 떨어져 쌓여 있는 낙엽만 봐도 왠지 쓸쓸함을 느끼게 된다. 이른바 가을을 타는 것이다. 가을부터 겨울 내내 우울한 기분에 빠져 있다 봄이 오면 기분이 되살아나는 정서의 주기성은 오랫동안 관찰되어온 현상이다. 이런 정서의 변화는 인체 내면의 주기를 관장하는 성체 시계 때문에 일어난다.

생체시계는 인체의 하루 주기를 조절하는 보이지 않는 시계이다. 대뇌의 깊은 곳에 있으며, 신경세포가 모여 있다. 수백억개의 세포를 동일 리듬에 맞춰 활동하게 만드는 역할을 한다. 생체시계는 한 사람의 인체뿐만 아니라 옆 사람 또는 옆 동굴에게도 영향을 미친다. 수많은 반딧불이의 깜빡이는 주기가 어느 순간 동일하게 된다든가, 같은 작업장에서 모여 일하는 여성의 월경 주기가 비슷해지는 것이 그 예다. 생체시계는 일조량에 많은 영향을 받는다. 일조량이 변화에 맞춰 시계도 조정이 되는 것이다. 그때 하루 주기에 영향을 미치는 멜라토닌과 같은 호르몬의 분비에도 변화가 생긴다. 멜라토닌은 밤에 많이 분비되는데 밤이 길어지면서 그 양이 과다하게 만들어져 생체 리듬이 흔들리고 우울증상이 발생한다는 것이다. 즉, 가을을 타는 것은 계절의 변화가 우울증상을 일으키고, 기분을 가라앉게 만드는 호르몬의 분비를 많게 하기 때문으로 알려지고 있다. 이 때문에 계절성 우울증 치료에 밝은 전등 불빛을 이용하기도 한다.

7. 스트레스

스트레스(Stress)의 어원은 물리학에서 사용되어진 말로 물체에 외력을 가하여 물체가 변형된 상태를 뜻한다. 다양하고 복잡해진 사회에서 받는 정신적 불건강 상태는 단순한 의학적 처리 방법으로 치유하기가 어렵기 때문에 그 원인이 되는 요인을 찾아 치유해야만 한다.

스트레스의 종류는 매우 다양하다. 물리학적인 스트레스로 더위, 추위, 소음 등이 있으며 생리적인 스트레스는 과로, 면역 체계에 부담을 주는 감염, 통증 등이다. 사회적 · 심리적 스트레스는 인간관계, 사회적 불안, 가족 불화, 직장 불만, 학교생활 부적응, 여러 가지 일에 대한 좌절감 등이다. 과도한 스트레스는 건강을 해치지만 적당량의 스트레스는 적당한 활력소가 될 수 있으며, 생산적인 활동의 자극제가 될 수 있는데, 이를 유스트레스(Eustress)라 한다. 같은 문제라도

개인이 느끼는 스트레스의 가중치는 개개인마다 다르며 따라서 맞춤식 치료를 해야 치료 효과를 볼 수 있다. 분노와 저항의 과정, 불안, 실망, 좌절, 고독, 경쟁심과 질투심 등의 감정은 스트레스를 누적화시키고 건강하지 못한 상태를 이르게 하므로 평소 감정조절과 내면의 힘을 기르는 것으로 스트레스를 적절히 대처해야만 한다.

생체는 중추신경계(中樞神經系), 내분비계(內分泌系), 면역계(免疫系)의 세 가지가 네트워크를 이루고 있으며 중추 신경계는 뇌(腦), 척수(脊髓)를 말하며 몸 전체에 펼쳐져 있는 통신망이다. 중추 신경계는 말초신경에서부터 오는 정보를 받아 그것에 대응하는 지령을 주는 조정 시스템 역할을 한다.

내분비계는 호르몬을 분비하는 기관으로 어떤 특정의 장기에 작용하여 생리 반응을 일으킨다. 또한 호르몬은 과잉상태가 되면 내분비계의 작용을 억제하여 체내에서 항상 일정한 상태가 유지시켜 환경 변화에 따라 신체 상태를 조절하는 작용을 한다.

면역계는 인체의 외부에서 침입되는 여러 가지 물질에 대하여 자기(自己)와 비자기(非自己)를 식별하며 비자기물질을 체외로 내보내는 기능을 하는 자기 보호 체계이다. 면역계는 태어나면서 체내에 존재하는 체계와 후천적으로 얻어지는 체계로 되어 있다.

인체는 내·외부에서 스트레스를 받게 되면 세 가지 체계가 정상 상태를 유지하려고 작용을 하는데, 스트레스를 받으면 뇌에 있는 시상하부(視床下部)에 전달되어지고, 시상하부에서 발견된 정보 지령은 신경계, 혈관계를 거쳐 뇌하수체에 전달된다. 뇌하수체는 내분비계에 지령을 전하여 호르몬을 분비시킨다.

자율신경(自律神經)에는 교감신경(交感神經)과 부교감신경(副交感神經)이 있으며 교감신경은 공격적인 자율신경이고 부교감신경은 평화적인 자율신경이라 할 수 있다. 이들은 상반된 작용을 가지고 있으며 필요에 따라서 서로 보완하는 기능을 갖는다. 자율신경은 인체 내 감정을 조절, 유지하는데 교감신경은 화를 내거나 공포에 빠졌을 때 흥분하여 공격적 태세를 갖는데 알맞은 작용을 한다. 교감신경, 부교감신경은 모두 뇌 또는 척수에서 나와 말초까지 분포되어 있다. 과중한 스트레스는 자율신경계의 불균형을 초래하고 심장뿐 아니라 여러 가지 신체 기관의 이상, 즉, 질환이 유발되기 쉽다. 스트레스의 종류에 따라 차이는 있으나 심장의 박동수가 가장 먼저 달라지는데 흥분, 공포, 불안을 느낄 경우는 심박수가 빨라지고, 각 기관에 혈액 공급량이 많아지며, 혈압이 상승하고, 피부에서도 대사량이 많아지고, 발한이 많아진다. 또 절망, 우울에 빠지면 심박수는 감소하고 혈압이 강하되며 말초기관인 피부는 혈행이 나빠지며 산소나 영양 공급 노폐물 제거 등의 신진 대사 기능이 저하된다.

혈액 순환이 저하되면 피부에 장시간 영양 공급, 소모가 균형을 잃게 되면 표피의 수분 탈수가 커져서 피부는 주름살이 생기고 거칠게 만들며 피부 노화를 촉진시킨다. 피부에 영양분이 충분히 공급 될 수 없으면 손톱, 발톱, 머리, 수염 등의 성장이 떨어지게 되며, 더 오래 계속되면 모근의 모유두가 줄어들게 되고 탈모 현상이 생기게 된다.

지속적인 분노 등의 스트레스는 부교감신경에 영향을 많이 주어서 소화기관의 유동운동이나 효소 분비 등이 저하되는 반면, 위산 등은 분비가 항진되기 쉽다. 신경성 위염으로 인하여 위산분비가 과다해지고 위궤양을 초래한다. 또한 소장의 소화효소 분비도 저하되고, 대장은 수분 흡수 저하 등으로 체내의 수분이나 영양 물질의 공급이 원활하지 못하게 된다.

스트레스란 일반적으로 요구에 비하여 자원이 부족할 때 발생하게 되는 것이다.

자신이 바라는 요구(예, 성적, 승진, 돈, 사업 등)에 대하여 자신의 자원(예, 능력, 기술, 저축, 사회적 지원 등)으로 그러한 요구를 충족시키지 못할 때에는 스트레스가 발생하게 된다.

스트레스를 받으면 심리적 긴장도는 증가하게 되고 체내의 호르몬의 균형과 자율신경과의 활동이 깨져 교감신경의 지나친 흥분을 초래하게 된다. 만성적으로 이러한 증상이 반복되면 자율신경 실조증과 같은 상태를 나타낼 수 있다.

과로는 정신적·육체적 스트레스를 함께 받는 것으로 교감신경의 흥분과 부교감신경의 흥분까지 야기할 수 있는데, 체내의 일정한 상태를 유지하여주는 항상성이 깨지게 된다. 예를 들어 많은 피로가 누적되었는데도 잠을 잘 수 없을 때는 교감신경과 부교감신경이 함께 흥분하여 일어난 것이다. 결과적으로 요구가 자신의 내적, 외적요구에 비하여 클 경우 스트레스로 인하여 질병과 조기 사망을 초래하기 쉬우며, 반면에 요구와 자원 간에 균형을 이루거나 또는 요구에 비하여 자원이 풍부할 경우에는 건강과 안전을 유지하게 되는 것이다.

그림 8-5. 스트레스의 발생

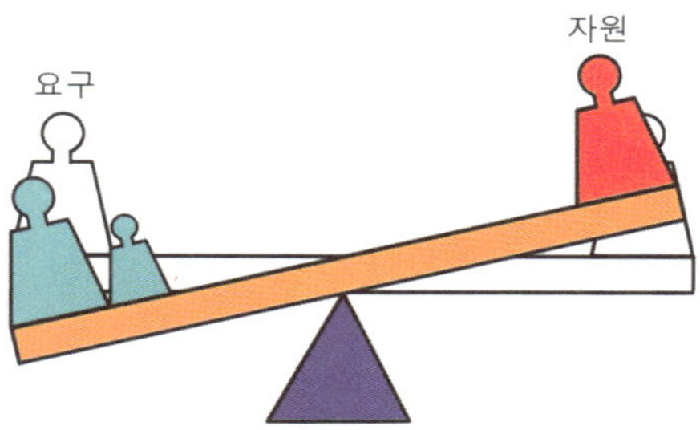

제9장 소화기계

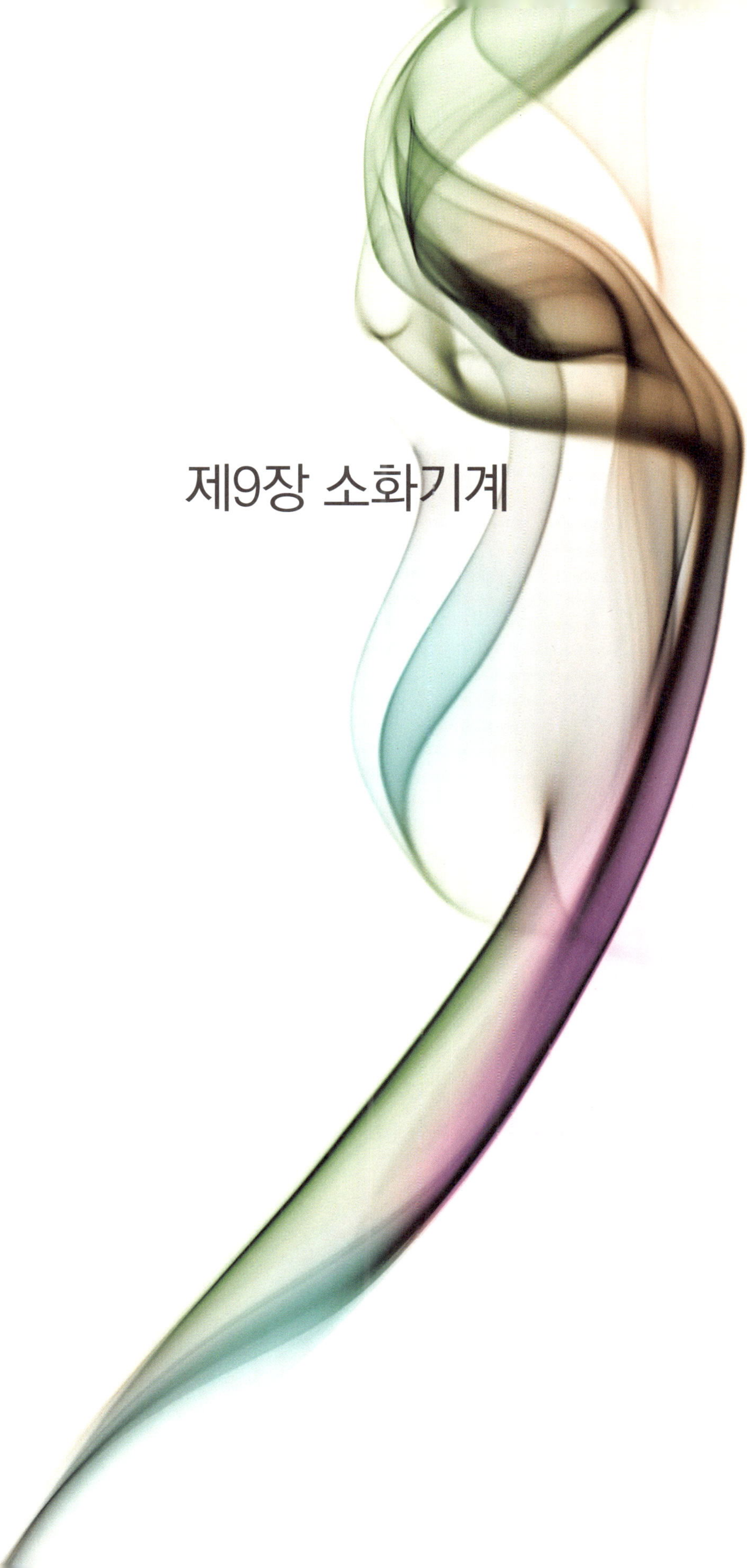

1. 소화관의 구조

소화의 기본 기전은 가수 분해 과정이며, 음식물 섭취량의 조절은 간뇌 시상하부에서 담당한다. 소화기계의 과정은 음식물이 입을 통하여 소화관으로 들어가는 섭취의 과정과 혀와 치아에 의해 음식물을 잘게 부수는 저작 작용, 소화관의 운동에 의하여 음식물이 섞일 수 있는 소화관 운동 과정, 화학물질에 의해 음식물이 분해되어 소화관 상피에 흡수될 수 있는 상태로 되는 과정 등이 있다

소화관 벽의 구조는 점막, 점막밑조직, 근육층, 장막으로 구성되어 있다

점막은 소화관의 가장 안쪽으로 상피와 고유판으로 구성되며 상피샘에서 분비되는 물질에 의해 촉촉이 젖어 있는 상태이다. 소화관은 주름져 있는데, 이는 흡수면을 넓혀 음식물을 흡수 작용을 넓히고 음식물이 통과할 때 팽창하는 기능을 가진다.

점막밑조직은 큰 혈관과 림프관, 감각신경세포, 신경얼기, 부교감신경세포 등이 존재하며 점막밑조직의 신경세포는 민무늬근의 수축운동과 소화샘의 분비를 조절하는 기능을 가진다.

근육층은 민무늬근으로 안층과 바깥층으로 구분되어 한 방향으로 운동한다. 부교감 신경의 흥분 시 근육층의 활성과 긴장은 증가하고 교감신경이 흥분 시 근육층은 이완되게 된다.

장막은 소화관의 맨 바깥층이다.

2. 소화관의 운동

소화관의 근육층은 민무늬근으로 주기적인 율동수축을 하며 음식물을 한 방향으로 이동시키는 연동운동과 내용물을 혼합시키고 잘게 부숴주는 분절운동이 있다.

연동 운동은 소화관의 장축을 따라 한 방향으로 음식을 운반하며 분절 운동은 작은 창자에서 일어나는 근육 수축으로 창자 분비물과 음식물을 섞여 주는 작용을 한다.

표 9-1. 부위별 소화 작용

부위	작용
저작(씹음, Chewing)	이, 턱, 혀의 공동작업
침	침 속의 소화효소 아밀라아제로 탄수화물 분해
연하(嚥下, Swallowing)	음식물을 삼켜 식도에서 입으로 역류하는 것을 막아줌
위	염산분비, 살균, 단백질, 지방질 소화
십이지장	소화액과 섞임, 췌액-단백질, 지질 소화효소 분비, 담액
소장	소화액 분비, 영양흡수기능, 6-8m
대장	수분흡수, 배변
직장	변의 대기 장소, 반사작용, 수축 시 배변활동, 대뇌작용

3. 소화기계 구성

1) 구강

소화관은 구강에서 인두, 식도를 거쳐 위에서 소장, 대장, 항문으로 구성된다. 소화관의 부속기관으로는 타액선, 간, 췌장 등을 들 수 있다. 입에서 항문까지의 길이는 약 9m 정도이다. 구강은 입안으로 소화관의 시작부분이다. 입안은 음식물의 정보를 감지하고 치아와 입천장의 작용으로 음식을 잘게 부수어 주며 침과 점액이 음식물에 잘 섞이도록 해준다. 침 속의 아밀라아제의 작용으로 탄수화물과 지질의 소화를 돕는다. 입 안의 천장은 경구개와 연구개로 구성되어 있으며 경구개는 단단입천장, 연구개는 물렁입천장이라고 한다. 구강 점막의 상피는 중층 편평상피로 되어 있다. 구개수 즉, 목젖은 음식물을 연하 시 비강쪽으로의 유입을 차단하는 역할을 한다.

혀는 많은 근육을 포함하고 있는 기관으로 음식물을 씹거나 삼키는 것을 도와주며 촉각, 온각, 미각을 감지한다. 혀의 운동을 지배하는 신경은 제12뇌신경인 설하신경이며, 혀의 감각신경은 전방 2/3는 고삭신경, 후방 1/3는 설하신경, 기타감각은 삼차신경과 미주신경이 담당하고 있다. 혀의 앞부분은 단맛을 느끼며 혀의 뿌리 부분 즉, 설근부는 쓴맛을 강하게 느낀다.

그림 9-1. 입안의 구조

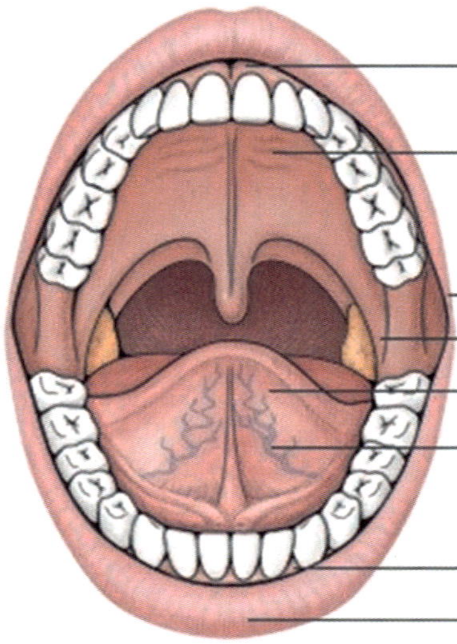

그림 9-2. 구강의 측면

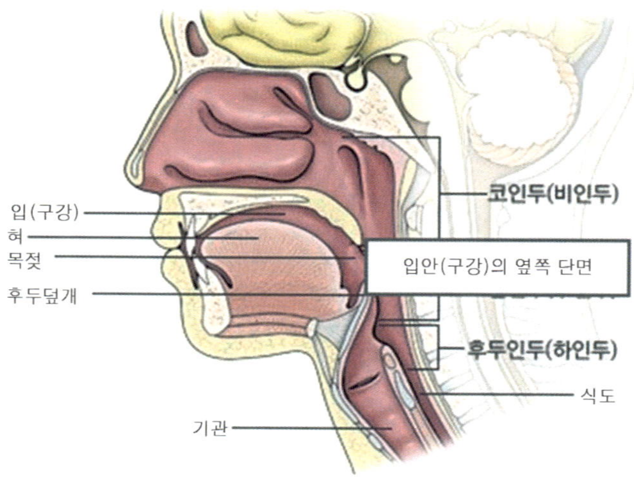

2) 치아

치아의 유치는 탈락치로 20개이며, 성인치 즉, 영구치는 32개로 구성되어 있다. 치아의 구조의 에나멜질은 법량질로 치관의 의면으로 가장 단단한 부분이며 다음은 시멘트질로 치근의 외층이다. 상아질은 치아의 주성분이며 혈관과 신경이 있는 치수가 존재하는 치수강이 존재한다.

유치의 탈락 시기는 6~12세이며, 생후 1년 된 아이의 치다 수는 8개이다. 영구치 중 가장 먼저 나오는 치아는 제1대구치로 생후 6~7년에 나온다. 가장 늦게 나오는 사랑니는 지치로 제3구치라 한다.

3) 타액선

타액선의 1일 분비량은 약 1.5리터로 분비중추는 연수이다. 타억의 pH는 6.2~6.8 정도이며 아밀라아제(Amylase)란 소화효소를 포함하고 있어 탄수화물의 분해를 돕는다.

최대 타액선은 이하선으로 무게가 15~30g이다. 염증 시 볼거리라는 유행성 이하선염이 발병하는 곳이며, 악하선은 점액이 장액보다 많이 존재하는 선이고 설하선은 장액이 더 많이 존재한다. 타액은 다양한 기능을 가지는데 소화 작용과 연하작용, 구강을 청결하게 해주며 말하는 것을 용이하게 한다. 또 음식물을 희석하여 소화관의 점막 자극을 줄여 주는 역할을 한다.

그림 9-3. 타액선(이하선과 악하선)

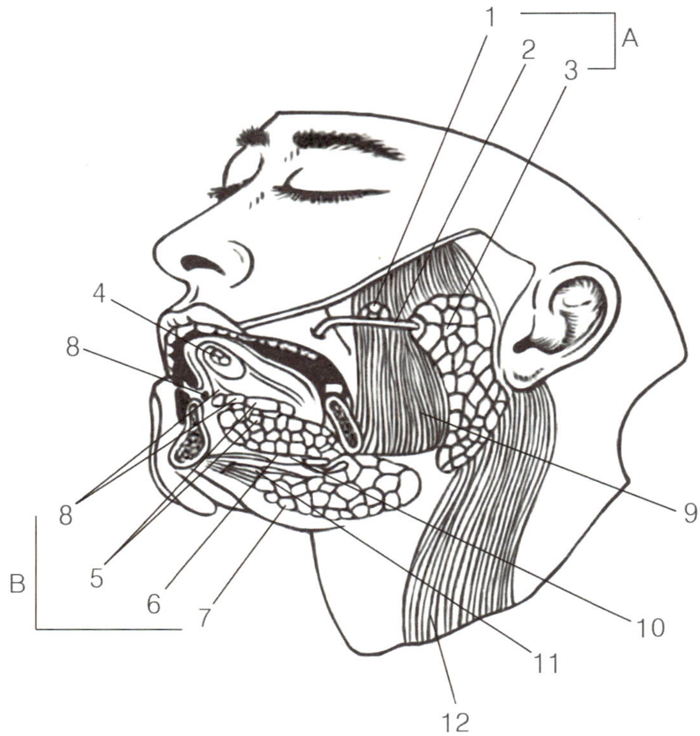

1. 부선	2. 이하선관	3. 주선	4. 소타액선	5. 설하선
6. 악하선관(W씨관)	7. 주선	8. W씨관 개공	9. 고근	10. 악설골근
11. 악이복근	12. 흉쇄유돌근			
A - 이하선	B - 악하선			

4) 인두와 식도

인두는 약 12cm인 막성관으로 구부, 비부, 후두부로 구분한다. 소화기계와 호흡기계의 교차점으로 비강, 구강, 고실, 후두, 식도와 교통하고 있다. 후두개는 호흡기로 음식물의 유입방지 연골이다. 인두와 이관 중이는 서로 교통하고 있다.

식도는 약 25cm인 막성관이며, 점막은 중층평편상피로 도어있다. 상부는 골격근, 하부는 평활근으로 구성되어 있으며 하부는 위의 분문과 연결되었다. 식도는 3곳의 협착부를 가지고 있는데 제1협착부는 음상연골이며 제2협착부는 기관분기 후방이다. 제3협착부는 횡경막 관통부이다.

5) 위

위는 복부의 좌측 위쪽에 위치한 기관으로 용량이 약 1.5리터이며 J자 형태이다. 분문(糞門, Cardia, 소화기의 맨 끝에 있는 구멍)은 식도와 연결부위로 괄약근이 있으며 위저(胃低, Fundus)는 위의 좌측 윗부분으로 기체(gas)가 차 있는 곳이다. 위체(胃體, Stomach Body)는 위궤양이 잘 일어나는 곳으로 위의 몸통 부위이다.

위의 분비세포의 주세포는 펩시노겐(Pepsinogen)을 분비하여 단백질을 분해하며, 벽세포는 염산(HCl)을 분비하고 펩시노겐 및 레닌(Rennin, 凝乳효소)을 활성화시키며 살균작용을 가진다.

또한 벽세포는 Vitamin B12를 흡수하는 내인자를 생산하므로 위의 세포의 기능 부족 시 악성빈혈 초래할 수 있다. 위액(Gastric Fuice)은 산도가 약 pH 1.5~2 정도로 가장 낮은 체액으로 1일 약 2리터 정도 분비된다. 위액의 성분은 펩신, 리파아제, 뮤신 등이다. 위액분비 촉진 호르몬은 가스트린(Gastrin)이며, 분비를 조절하는 곳은 연수이다. 위는 감정적인 스트레스에 매우 민감한 장기이며, 위의 점액세포에서 분비되는 점액은 위산 및 소화효소인 펩신으로 위벽을 보하는데 중요한 역할을 한다. 또한 점액과 위점막을 구성하는 원주상피의 분열능력은 위벽을 보호하는데 도움을 준다. 위점막을 구성하는 상피세포는 수일 내 새로운 세포로 대치된다. 소화성 궤양은 위산의 분비가 증가하거나 감소 시에 발생된다. 인간이 스트레스를 받을 때 위를 수축시키고 위벽세포가 모세혈관을 수축시켜 혈액의 흐름을 방해하게 된다. 점액을 분비하는 세포는 위축되어 점액 분비량이 줄어들고 위내부의 산도는 높아진다. 위벽은 위액의 공격을 받아 쓰리고 아리는 통증을 느끼는 것이 위궤양이다. 이것은 위도 자율신경의 지배를 받는데 스트레스가 시상하부의 조절작용을 혼란시켜 자율신경 변조를 가져온 것이다. 자율신경 실조증, 또는 변조증에 위궤양이 포함되는 이유이다.

위는 음식물을 죽형태로 만들어 십이지장으로 보내는 연동운동을 하는데 위의 기능의 저하 시 음식물이 위에 오래도록 남아있어 식욕부진과 복부팽망감을 느끼게 되고 위체부가 늘어나 음식물이 아랫부분에 고이는 형태가 되는 것을 위하수라고 한다. 위하수도 스트레스로 야기되는 질환이다.

그림 9-4. 위

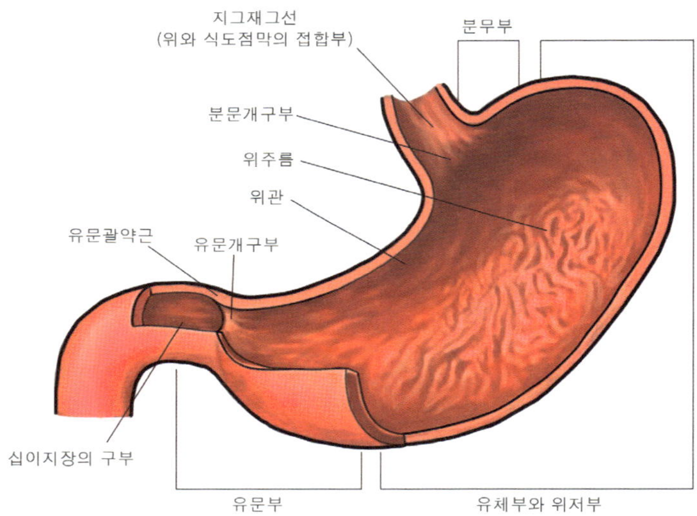

6) 소장

소장과 대장은 하부 소화관으로 소장은 필요한 물질을 흡수하는 주요한 기능을 가진다. 소장은 뇌와 같이 마치 판단하듯 필요한 물질과 불필요한 물질을 구분하여 흡수한다.

소장의 길이는 약 7m 정도로 십이지장(十二指腸, Duodenum), 공장(空腸, Jejunum), 회장(回腸, Ileum, 일명 '돌장')으로 구분할 수 있으며 십이지장은 약 25cm의 C자형 관으로 담즙과 췌액이 음식물과 혼합되는 장소이다. 공장은 길이 2.5m 정도이며 고립림프소절이 존재한다. 회장은 길이가 약 3.5m로 가장 긴 창자이다.

소장에는 집합림프소절(Aggregated Lymphatic Nodule, 일명 'Peyer판')이 존재하며 회맹판(回盲辦, Ileocecal Valve, 소장의 끝 부분에 있는 괄약근)이 있어서 음식물의 역류를 방지한다. 염증이나 장폐색의 호발부위이기도 하다. 소장액의 분비량은 하루 3ℓ 정도 이며 산도는 pH 8.3으로 소화효소를 포함하며 수크라제(Sucrase), 말타제(Maltase), 락타제(Lactase) 등을 분비한다.

소장의 영양분 흡수는 단당류, 아미노산, 무기염류, 비타민 B와 비타민 C 같은 수용성 물질의 경우 융모정맥을 통해 문정맥으로 간을 거쳐 간정맥에서 하대정맥으로 이동하는 과정을 거친다.

그림 9-5. 소장

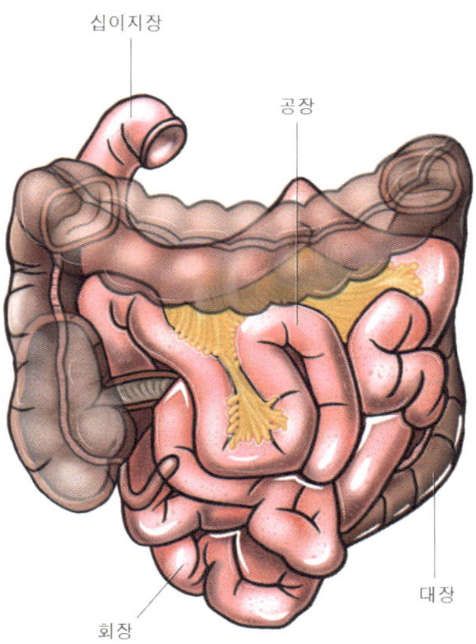

7) 대장

대장은 변을 만들며 저장하는 장기로 길이가 약 1.5m에 달하며 맹장, 결장, 직장으로 구분된다. 맹장은 길이가 7cm이며 충수가 존재한다.

충수는 62%가 상부를 향하고 있고 림프양 조직으로 일명 복편도라고 하며 염증이 다발하는 부위이다. 결장의 길이는 1.4m로 상행결장, 횡행결장, 하행결장, S상결장으로 구분된다. 이는 형태와 방향에 따른 분류이다.

직장은 12cm의 길이로 항문관을 형성하고 하단의 치대에 정맥총이 발달된 직장주가 있어 염증이 호발하는 부위이다. 이러한 염증을 치질이라 한다.

변비와 설사 같은 배변 이상과 대장암과 같은 질환도 대장의 상태와 관련이 있다. 시험이나 면접 시 긴장을 하면 배탈이 나는 경우가 있는데 이는 신경성 소화불량으로 신경이 흥분하여 배변의 이상을 가져온 것이다. 대뇌로 스트레스의 정보가 전달되면 신경을 통해 장으로 전달되고 대장이 수분을 흡수하지 못한 상태로 배변하게 되어 설사를 하게 되는 것이다. 반면 변비는 대장의 운동기능의 이상으로 인하여 장관에 내용물이 너무 오랫동안 정체되어 있어 대장의 수분 흡수량이 증가하고 변의 수분이 줄어들어 배변의 고통이 커지는 것이다.

대장은 소장에서 액체상태의 내용물을 받아 1/4의 부피가 될 수 있도록 수분을 흡수하는 작용을 하며 칼륨배출의 작용을 가진다. 직장에 변이 고이면 변의를 느끼게 되고 항문의 괄약근이 이완되어 배변을 유도하며 입과 항문은 하나로 이루어져 외계와 통하게 되어 있다.

표 9-2. 소장과 대장의 특징 비교

	소장	대장
구조	① 윤상주름 ② 융모 ③ 십이지장선 ④ 고립 및 집합림프조절	① 반원주름 ② 결장유 ③ 복막수 ④ 결장팽기 ⑤ 배상세포
운동	① 융모운동 ② 연동운동 ③ 분절운동 ④ 진자운동	① 팽기수축 ② 역연동운동 ③ 집단수축운동 (위-대장반사운동)

그림 9-6. 대장

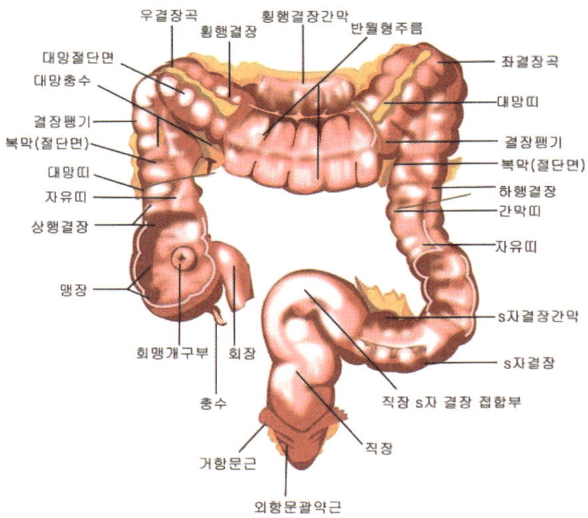

8) 간

간은 무게 1.5㎏으로 인체 최대의 선으로 우측 위쪽의 복부에 위치하며 가장 재생력이 강한 장기이다. 간의 기능 담즙을 생산하고 해독작용을 하며 당원질 합성하거나 분해한다. 철분 및 비타민 저장을 저장하며 암모니아를 독소가 적은 요소로 합성하여 주며 헤파린(Heparin),

프로트롬빈(Prothrombin), 알부민(Albumin) 등의 각종 화학 물질을 생산하는 장기이다. 장에서 흡수된 단백질은 간에서 변환하고 수정되어 각종 아미노산의 대사가 일어나며 신체가 요구하는 단백질로 제조되어 세포에 공급된다. 그 외의 불필요한 단백질은 간에서 요소로 변환하여 체외로 배설하게 되는 것이다. 적혈구가 파괴되면 헤모글로빈의 대사가 일어나고 빌리루빈이 만들어지는데, 이를 간접 빌리루빈이라 한다. 간접 빌리루빈은 혈액내의 알부민과 결합하여 간으로 가며, 간에서 수용성 빌리루빈으로 전환되어 담낭으로 농축된다. 이때 간에서 전환된 수용성 빌리루빈을 직접 빌리루빈이라 하며 간접과 직접 빌리루빈을 합하여 총 빌리루빈이라 하는 것이다, 담낭 안에서 농축되어 담즙의 형태가 되면 십이지장으로 배설되고 일부는 대변으로 배출이 되며 다시 일부는 혈액으로 흡수되어 소변으로 배출된다. 빌리루빈의 색은 누런색이며 대변과 소변의 색을 나타내는 것이다.

탄수화물은 소화 후에 간에서 당대사가 일어나고, 이때 생긴 에너지는 세포에 공급되어지며 나머지 당분을 글리코겐으로 변환하여 저장한다. 지용성 음식물의 경우 소화 후, 간에서 에너지로 전환하게 된다. 이러한 소화와 대사 과정 중에 발생하는 독소 즉, 암모니아나 알코올은 무해한 수분이나 이산화탄소로 분해하여 배출하는 기능도 간이 담당하고 있다. 지방간이란 간 내 지방함량이 5%를 초과하거나 간 조직 절편의 면적당 1/3의 간세포가 지방소립을 보일 때이다. 간세포내의 지방축적은 비만, 알코올, 당뇨, 임신 등 다양한 원인을 가진다. 지방 식사를 전혀 하지 않는 경우 간은 콜레스테롤을 합성하며 간질환 시 혈액내의 암모니아가 증가하여 혼수상태에 이르는 것을 간성 혼수라 한다.

또한 간기능 검사 시의 ALT(Alanine Aminotanferase), GPT(Glutamate Pyruvate Transferase)는 간세포내의 효소로 간세포 내에 존재하나 간의 기능 이상 시 간세포의 파괴로 인하여 혈액 안으로 흘러나오게 된다. 따라서 혈액 검사에서 이러한 수치의 증가는 간의 기능이상으로 볼 수 있다. 술을 마시면 알코올은 간으로 가서 독성을 저하시킨 후 전신 혈액으로 퍼진다. 간세포는 알코올 대사를 하는데 알코올이 간으로 전달되면 독성을 저하 시킨 후 온 몸으로 전신 혈액이 퍼지게 된다. 간세포는 알코올 분해효소를 가지고 있어 알코올을 산화시켜 아세트알데히드를 생성하고 아세트산(일명, 초산)으로 변환하여 최종 이산화탄소와 물로 배출하게 한다. 간의 알코올 처리능력은 1시간에 맥주 1/3 정도로 급하게 마시면 간의 무리를 줄 수 있으며, 아세트알데히드의 분해효소의 생성 강도는 태생 때 정해지므로 주량은 거의 정해져서 태어난다고 볼 수 있다. 아세트알데히드를 빠르게 만드는 사람은 느리게 만드는 효소를 가진 사람보다 취기를 빠르게 느껴 술이 약한 사람이다.

혈중 아세트알데히드의 농도가 높아지면 교감신경을 자극하게 되고 자율신경의 증상으로 취기를 느껴지게 되는 것이다. 술을 깨기 위한 방법은 아세트알데히드를 체외로 배출하는 방법이 가장 효과적이므로 물을 많이 마시고 운동을 해서 땀을 빼고 샤워를 하는 것이다.

적혈구가 수명을 다하면 헤모글로빈이 빌리루빈으로 되고 이를 처리하는 것도 간에서 하는데 간 기능이 약화되면 처리하지 못한 빌리루빈으로 인하여 노랗게 보이는 현상이 황달증세이다. 모든 음식물은 위와 소장을 거쳐 간문맥을 통해 간으로 이동하고 독소를 제거한 후 폐를 통해 전신으로 이동하나 응급 상황 시 좌약을 통하면 직장의 정맥혈을 통해 폐로 가고 전신으로 가므로 약의 효과를 바로 느낄 수 있다. 하지만 위험성이 높다. 간의 병변으로는 바이러스성 감염이 가장 많으며 그 중 가장 위험한 것은 C형 간염 바이러스로 방치 시 70% 간암으로 진행된다. C형 간염 바이러스의 역사는 십년 정도로 현대의 감염병으로 간세포의 변성과 괴사를 초래하고 간의 조직체계를 완전히 망가뜨리는 질환이다. 간세포의 수명은 300일 정도로 약 10개월가량 수명을 유지한다. 수명이 끝나면 새로운 간세포가 재생하여 다시 간의 임무를 맡게 된다.

재생이 가능한 장기이나 계속 재생을 되풀이하면 섬유가 형성되어 간조직의 구조를 망가뜨리므로 바이러스 등의 감염으로 간세포의 사망을 초래해서는 안 된다.

그림 9-7. 간

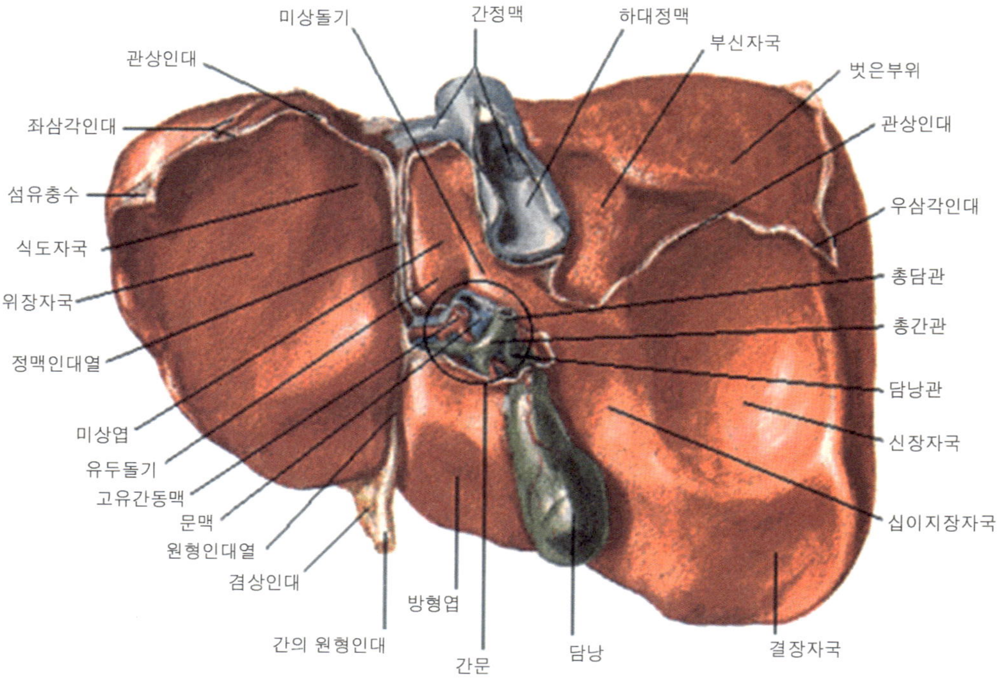
미상돌기
간정맥
하대정맥
부신자국
관상인대
벗은부위
좌삼각인대
관상인대
섬유충수
우삼각인대
식도자국
위장자국
총담관
총간관
정맥인대열
담낭관
미상엽
신장자국
유두돌기
고유간동맥
십이지장자국
문맥
원형인대열
겸상인대
방형엽
간의 원형인대
간문
담낭
결장자국

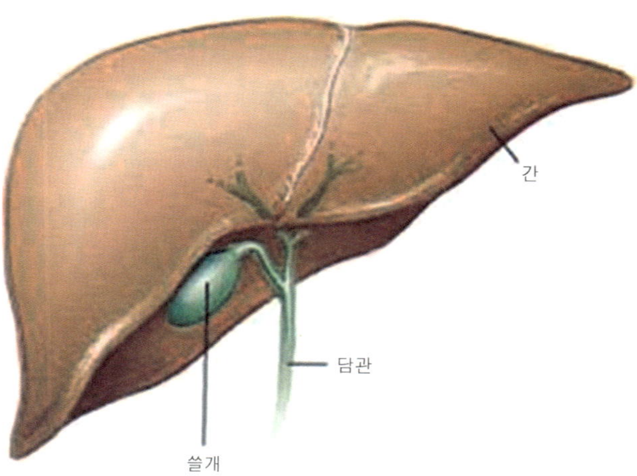
간
담관
쓸개

9) 담낭

담낭은 쓸개라고도 하며 담석증이 유발하는 장기이다. 쓸개는 적출하여도 별 문제없이 생존하는데 간이 역할을 순응하여 해주기 때문이다. 간대사의 최종 산물인 담즙은 지방소화 작용을 하며 지용성 비타민의 흡수를 돕고 남은 담즙은 담낭에 저장하게 된다. 담즙산염이 담즙의 지방 유화작용을 한다.

담낭은 용량 40ml으로 서양배 모양이며 담즙의 저장과 농축을 하는 장기이다. 간(Liver)의 우엽에 위치하며 담낭관의 점막은 나선주름을 형성하고 있어 흡수에 용이하다.

그림 9-8. 담낭

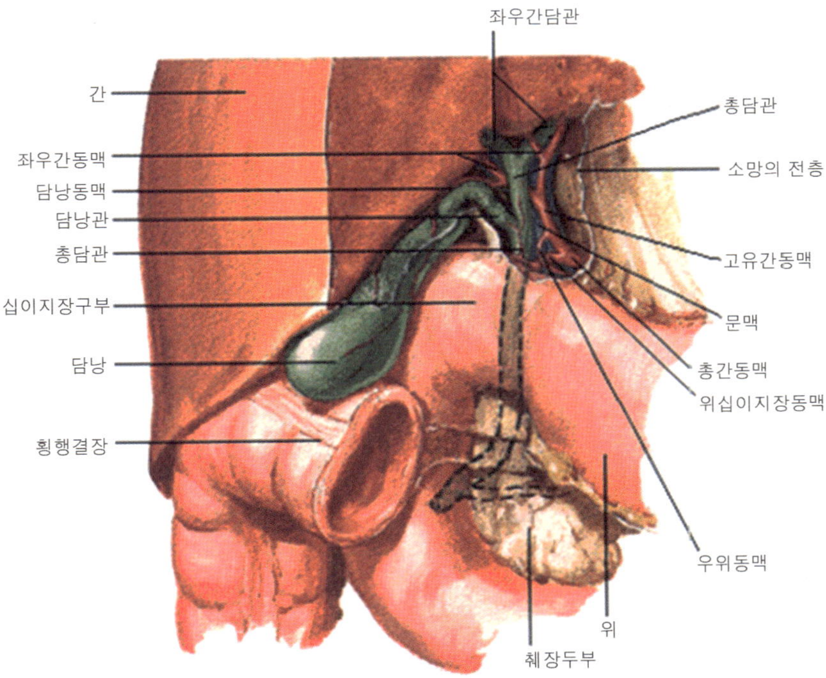

10) 췌장

췌장은 무게가 70g으로 위 아래쪽 쓸개 옆에 붙어 위치하고 있으며 소화 및 분비 기관이다. 췌장을 이자라고도 하며, 소화효소와 탄산수소나트륨을 포함하는 췌장액 및 인슐린, 글루카곤(Glucagon, 이자 안에 있는 랑게르한스섬에서 분비되는 호르몬), 소마토스타틴(Somatostatin, 성장억제 호르몬)과 같은 호르몬을 분비하는 내분비샘이기도 하다. 췌장의 랑게르한스섬이라는 세포군은 알파세포(Alpha cell)와 베타세포(Beta Cell)가 있는데, 그 중 알파세포에서 글루카곤을 분비한다. 글루카곤은 당을 생성하고 베타세포에서 분비되는 인슐린은 당을 억제하는 기능을 가진다. 당뇨병은 소변에 당분이 많이 섞여 나오는 병으로 인슐린이 부족하거나 인슐린에 대한 감수성이 떨어져 탄수화물대사에 이상이 생기는 질환이다. 오늘날 당뇨병은 심혈관 질환 및 암과 더불어 3대 중요한 난치병의 하나로 손꼽히고 있다. 당뇨병은 탄수화물의 신진대사 장애로 혈당수치가 높고, 소변으로 포도당이 배설되는 상태로 인슐린의 생산, 분비 혹은 이용의 이상으로 발생한다. 췌장의 베타세포에서 만들어지는 인슐린의 부족과 인슐린의 작용이 장애를 받는 인슐린 저항성의 결과로 생긴다. 많은 사람들은 자신이 당뇨병에 걸렸는지 모르고 있는 경우가 많으며 대개 명백한 증상이나 높은 혈당치가 나타날 때에야 비로소 발견된다. 당뇨병으로 진단되는 혈당치는 낮 동안에 200㎎/㎗ 또는 금식 시에 140㎎/㎗ 이상으로 정해져 있다. 비만, 노화, 임신, 감염, 수술, 스트레스, 약물남용 등에 영향을 받는 것으로 추측되며, 유전적인 요인과 환경적인 요인의 복합 작용에 의해 발생한다.

그림 9-9. 췌장

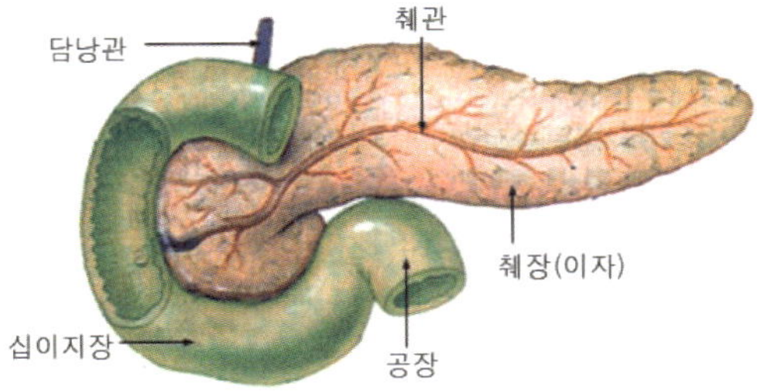

그림 9-10. 인슐린과 글루카곤에 의한 혈당 조절

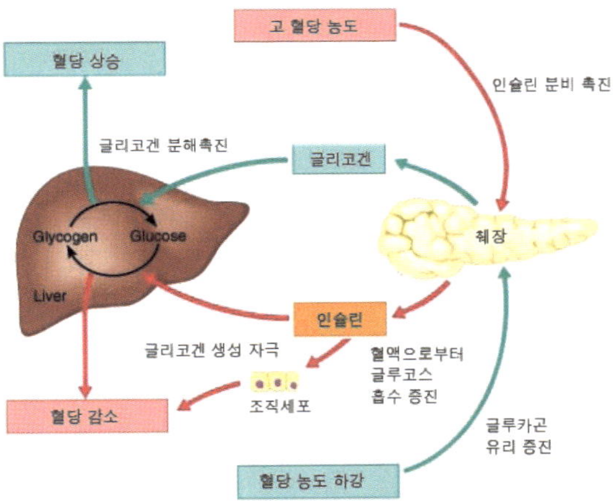

제10장 내분비계

누구나 인체의 두 가지 중요한 통제체제에 대해 질문을 받는다면 최소한 한 가지는 맞출 것이다. 그것은 신경계이다. 나머지 한 가지는 바로 내분비계이다. 신경계와 내분비계는 상호작용을 하며 양자는 함께 인체 기능의 대부분을 조절하기 때문에 우리의 신체와 정신의 건강에 매우 중요하다. 두 체계는 커다란 통신망을 이루고 있다.

신경계는 메시지를 전기화학적인 파동을 이용하여 근육과 내분비선에 신속하게 전달한다. 내분비계(Endocrine System)는 호르몬이라고 불리는 화학적인 전달자를 이용하여 혈류 속을 이동하여 인체의 모든 세포와 도달할 수 있다. 호르몬의 효과는 빠를 수도 있고 더딜 수도 있다.

호르몬은 인체 내부의 환경을 일정하게 유지하며 조직들 속의 염분과 수분의 분량 및 혈액속의 당분과 땀 속의 염분을 조절하여 우리 주변의 특정한 환경조건에 맞추도록 한다. 호르몬은 우리가 질병에 걸리거나 부상을 당했을 때 혹은 우리의 뇌가 위험을 감지했을 때 즉시 신속하고 극적인 반응을 체내에서 유발한다. 그리고 호르몬은 공포와 분노, 기쁨과 절망 등의 강력한 감정들과 많은 관련이 있다.

인체의 분비선은 외분비(Exocrine)와 내분비(Endocrine)의 두 가지 집단으로 나뉜다. 두 단어 모두 그리스어에서 유래했다. 엑소(Exo)는 "외부"를 의미하며 엔도(Endo)는 "내부"를 의미한다. 외분비선은 분비물이 도관에 흐르게 하여 분비물이 인체의 밖으로 분비된다. 그 대표적인 예로 한선과 피지선이다. 내분비선들은 생산물인 호르몬을 인체 내부에 분비한다. 내분비선에는 도관이 없다. 대신 내분비선의 분비물은 혈류 속으로 직접 흘러 들어가며, 이것은 신체의 전체적인 건강에 영향을 미친다.

그림 10-1. 정중시상 절단하여 본 뇌의 안쪽

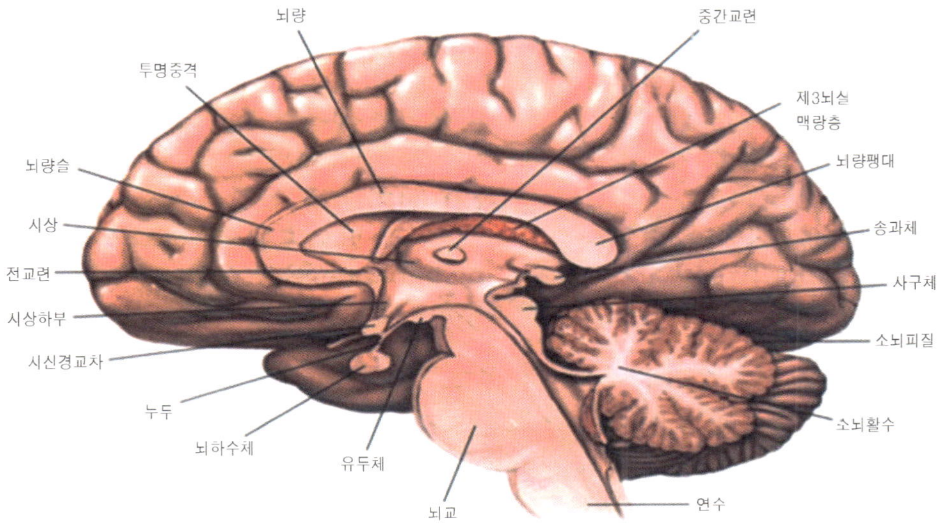

1. 호르몬

내분비선은 분비물(호르몬)을 샘 주위의 혈관으로 분비하는 선으로 예를 들어 뇌하수체, 갑상선 등이며 외분비선은 분비물이 도관을 통하여 운반되는 것으로 땀샘, 소화샘, 눈물샘과 같은 것이다

그림 10-2. 내분비선과 외분비선

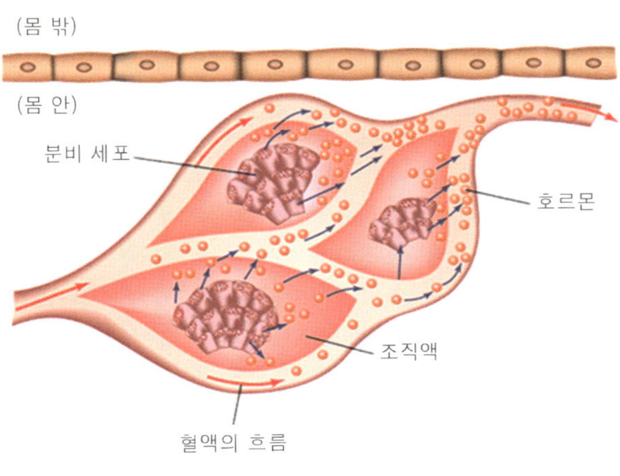

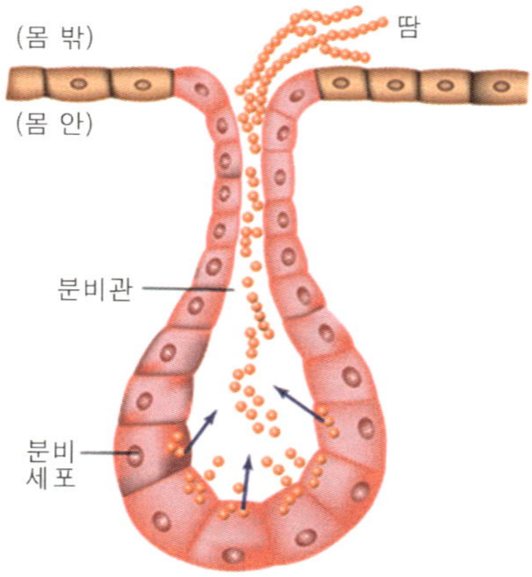

호르몬(Hormone)은 내분비선에서 분비되어 체액과 같이 체내를 순환하며 각 기관에 여러 가지 중요한 작용을 행하는 물질의 총칭이다. 호르몬이란 단어는 "흥분시키는 것", "자극하는 것"이란 의미를 가진 그리스어로부터 만들어졌으나 우리는 오늘날 호르몬이 인체의 신진대사 과정을 자극하는 것은 물론 억제할 수도 있다는 사실을 안다.

세포에서 분비되고 혈관으로 통해 어느 특정 세포에 영향을 주는 호르몬은 신경과 달리 혈액을 통해 온 몸에 퍼져 나간다. 그리고 호르몬 수용기가 있는 세포만이 그 정보를 받을 수 있다. 신경과 호르몬을 비교하면, 신경을 유선 전화라 하면 호르몬은 무선 방송이라 할 수 있다. 따라서 신경의 정보 전달에는 신경섬유(전화선)가 필요한데 비해, 호르몬의 정보 전달에는 수용체(안테나)가 필요하다.

사람의 몸에는 호르몬을 분비하는 세포가 여러 기관에 존재하고 있다. 그리고 세포들은 분비하는 호르몬의 종류에 따라 두 종류로 크게 나뉜다. 하나는 단백질계의 호르몬을 분비하는 세포이며, 뇌하수체, 부신수질, 췌장 등에 분포하고 있다. 또 하나는 스테로이드성 호르몬을 분비하는 세포이며, 부신피질, 난소, 정소 등에 존재한다. 갑상선 호르몬 분비세포는 한번 분비한 물질을 다시 흡수하여 가공한 뒤 처음과는 반대로 혈관 쪽으로 분지하는 색 다른 분비 방식을 취하고 있다.

호르몬은 종류가 아주 많고, 하는 일도 아주 많다. 예를 들어 우리가 더럭 겁이 났을 때 콩팥(신장) 위에 있는 부신이라는 곳에서 아드레날린 호르몬을 왕창 내뿜는다. 혈관을 감싸고 있는 근육 세포의 세포막에는 아드레날린 수용체가 있다. 이 수용체는 아드레날린의 신호를 받아서 근육세포에 전해준다. 그러면 근육세포들이 서로 잡아 당겨져 핏줄이 팽팽해진다. 그러면 심장이 더 빨리, 더 세게 쿵쿵 뛰게 된다. 그러면 혈액도 더 빨리, 더 많은 산소와 당분을 세포에 나눠주게 되고, 세포는 더 많은 에너지를 만들게 된다. 그 순간 우리는 정신이 번쩍 들면서 힘이 불끈 솟아서 부리나케 도망을 치거나 대항하게 되는 것이다.

호르몬은 호르몬선에서 분비되며, 눈물, 땀 또는 침을 분비하는 선(腺)들과 달리 도관을 통해서 분비물을 분비하지 않고, 분비물은 직접 혈액에 분비되어 몸 전체로 운반된다. 따라서 호르몬의 분비선을 내분비선이라고 하며, 이들 호르몬을 분비하는 기관을 내분비계라고 한다.

눈물샘, 땀샘, 침샘 등은 도관을 통해서 분비물을 분비하그로 외분비선이라고 한다) 호르몬에 의한 반응은 신경계에 의해 조절되는 반응보다는 일반적으로 느리며, 지속적으로 나타나는 것이 특징이다. 또 호르몬은 아주 적은 양으로도 생리작용을 조절하고, 종류별로 특정 세포나 기관에만 작용하여 효과를 나타낸다.

즉, 이들 특정 세포나 기관에는 그 호르몬을 수용하는 특별한 수용체가 존재하며, 이 수용체가 호르몬과 결합하여 세포에 활성을 일으킨다고 보고 있다. 호르몬은 수십 종이 있다. 그것은 별도로 배설관이 없이 직접 혈액 중에 침투하여 전신을 순환하면서 여러 가지 장기와 기관의 작용을 조절하고 생활기전을 원활하게 하는 극히 중요한 작용을 한다.

따라서 피부 미용에도 밀접한 관계가 있다. 특히 성호르몬(Sex

Hormone)은 피부에서도 잘 흡수되는 성질이 있으므로 화장품에도 이용된 경우가 있다. 그러나 사람의 호르몬은 성호르몬 등 몇 가지를 제외하고는 대다수가 단백질로 되어 있다. 호르몬을 분비하는 기관은 내부비선이며 내분비선의 활동을 조절하는 기관은 뇌하수체이다. 내분비 기관에 속하는 주요 장기에는 뇌하수체, 송과선, 갑상선, 흉선, 부신, 난소, 정소 등이 있으며 내분비선에서 분비되는 물질인 호르몬은 신경이나 다른 화학물질과 협동하여 신체 작용을 조절한다. 이때 반응되는 특정 장기를 표적장기(Target Organ)이라 부른다. 호르몬은 기관의 기능을 증진 또는 억제시키며 적은 양으로도 충분한 작용을 한다.

내분비선에서 분비되는 혈액을 타고 온 몸으로 전달되며 각각의 반응하는 호르몬을 받아들이는 수용체에 의해 반응한다. 이를 표적 장기라 한다. 호르몬은 비타민과 같이 적은 양으로서 표적 장기에 존재하는 세포의 대사 등을 변화시킴으로써 인체의 기능을 조절한 후 간에서 불활성화되어 신장을 통해 배출되어 나온다.

호르몬을 분비하는 기관을 내분비기관이라 하며 뇌의 뇌하수체, 송과체, 목의 갑상선, 부갑상선, 흉강내의 흉선, 복강 내의 부신, 췌장, 난소, 음낭내의 고환 등이 있다.

1) 뇌하수체호르몬

뇌하수체는 간뇌의 시상하부에 매달려 있는 장기로 작은 내분비선이다. 내하수체는 세부분으로 구분되어 지며 전엽, 중간엽, 후엽으로 나뉜다. 전엽과 중엽의 7종의 호르몬과, 후엽은 2개의 호르몬을 분비한다.

뇌하수체 전엽의 분비 호르몬은 성장호르몬, 최유호르몬, 갑상선자극 호르몬, 부신피질 자극 호르몬, 성선자극호르몬인 황체형성호르몬과 여포자극호르몬, 중엽에서 분비되는 멜라닌자극호르몬이며 후엽의 분비 호르몬은 옥시토신이라는 자궁수축호르몬과 바소프레신이라는 항이뇨 호르몬이다.

성장호르몬은 태어나서 일생 분비되나 노화에 따라 점차 줄어든다. 성장기에 성장호르몬이 너무 많이 분비되면 거인증을 야기하며 성인이 된 후에 양이 줄어들지 않으면 말단비대증으로 나타난다. 성장기에 성장호르몬의 부족은 난장이가 야기될 수 있다.

최유호르몬은 황체자극호르몬이라고도 하며 우선에 작용하여 옥시토신과 함께 젖분비를 촉진시킨다. 특히 출산 후 증가한다.

갑상선자극호르몬은 갑상선의 성장과 발달을 촉진시켜 갑상선호르몬인 T3,T4 이 분비되도록 자극한다.

부신의 피질을 자극하여 여러 가지 호르몬을 분비하도록 하며 수질은 자극하지 못한다.

황체형성호르몬은 황체의 형성과 여포의 완전한 성숙을 유도하도록 자극하며 난소의 황체 형성을 자극하여 에스트로겐 분비를 유도하고 남자의 고환의 간질세포를 자극하여 프로게스테론의 분비를 유도하는 호르몬이다.

여포자극호르몬은 여포의 성장을 촉진하는 호르몬으로 에스트로겐과 남자의 정세관의 발달을 자극한다. 즉 여자의 난소의 난자의 여포를 자극하여 에스트로겐의 분비를 자극하고 남자의 고환의 정세관 세포를 자극하여 정자 생성을 촉진하는 것이다.

멜라닌색소자극호르몬은 피부의 색소 침착을 일으키는 멜란닌의 생성을 자극하고 피부색을 조절하는 작용을 한다. 멜라닌색소자극호르몬의 부족 시 백반증이 생긴다.

뇌하수체후엽의 호르몬인 항이뇨호르몬인 바소프레신은 오줌의 재흡수를 도와 항이뇨작용을 하는 호르몬이다. 감소 시 말초혈관을 수축시켜 혈압을 상승하는 작용을 하며 이뇨 작용을 촉진시킨다.

자궁수축호르몬이 옥시토신은 분만호르몬으로 자궁을 강하게 수축하여 분만을 유도하고 유방근을 수축하여 젖분비를 촉진시켜주는 호르몬이다.

그림 10-3. 뇌하수체

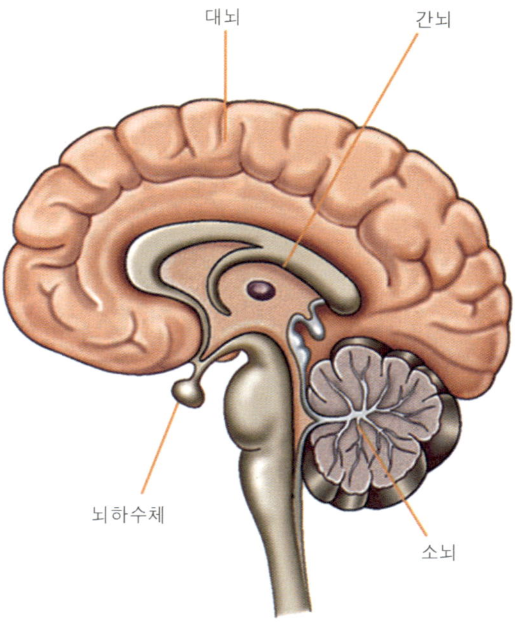

2) 갑상선 호르몬

갑상선은 후두부 바로 아래 위치하며 2개의 외측엽과 중간엽으로 구성되어있으며 갑상선호르몬을 합성하고 분비하는 내분비장기이다. 2개의 갑상선 4개의 부갑상선으로 구성되며 티록신 분비하여 물질대사 조절하며 부족 시 신체적, 정신적인 결함을 나타낸다.

갑상선호르몬은 신진대사율을 증가시키고 조직의 분화력과 성장을 조절하는 생리작용을 가지며 호르몬의 증가 시 갑상선 기능항진증(갑상선호르몬 과잉증)을 발병한다. 바세도우병이라고도 하며, 안구돌출과 식욕증가, 체중감소 등의 특징적인 증상을 나타낸다.

갑상선호르몬의 감소 시 갑상선 기능저하증을 야기하는데 후천성의 경우는 여러 가지 원인으로 발병하며 선천성의 경우 크레틴병(Cretinism)으로 갑상선의 형성에 이상을 가지며 갑상선호르몬의 합성 장애를 일으킨다.

부갑상선은 부갑상선호르몬을 합성하고 분비하는 조직으로 부갑상선 호르몬(Parathormone: PTH)은 뼈의 흡수와 칼슘의 재흡수를 촉진하는 역할을 한다. 부갑상선호르몬의 결핍되면 혈중의 저칼슘증이 생기며 근육이 단단히 굳는 강직증이 나타난다. 반대로 호르몬의 증가 시 혈중의 고칼슘증을 유발하여 섬유성 골염을 야기한다.

그림 10-4. 갑상선과 부갑상선

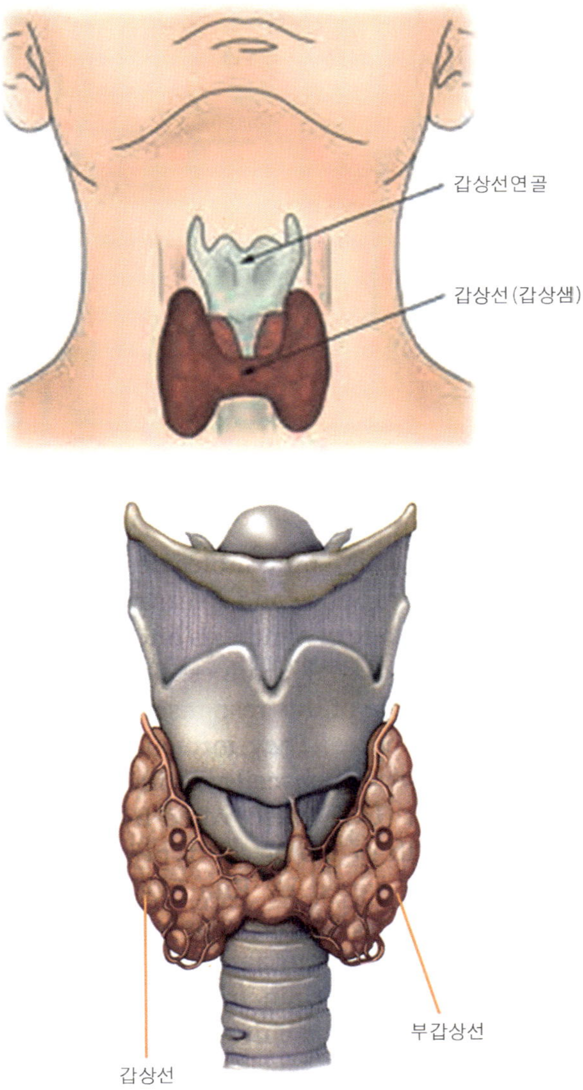

3) 췌장 분비 호르몬

췌장은 외분비 기능과 내분비 기능을 가지고 있다. 췌장의 내분비 기능은 랑게르한스섬이라 불리는, 75~175㎛의 경계가 분명하고 산발적으로 분포되어 있는 구조에 의해 이루어지고 있다. 랑게르한스섬에서 분비되는 호르몬은 글루카곤(Glucagon), 인슐린(Insulin), 가스트린(Gastrin), 소마토스타테인(Somatoststin)이 분비한다. 췌장은 혈당치를 일정하게 유지시켜주는 기능과 식사 후 글리코겐을 합성하고 지방합성을 촉진시켜 에너지를 저장하도록 한다. 공복 시나 운동 시에는 글리코겐을 분해하고 지방을 분해하여 에너지원을 동원시키는 작용을 한다.

그림 10-5. 췌장

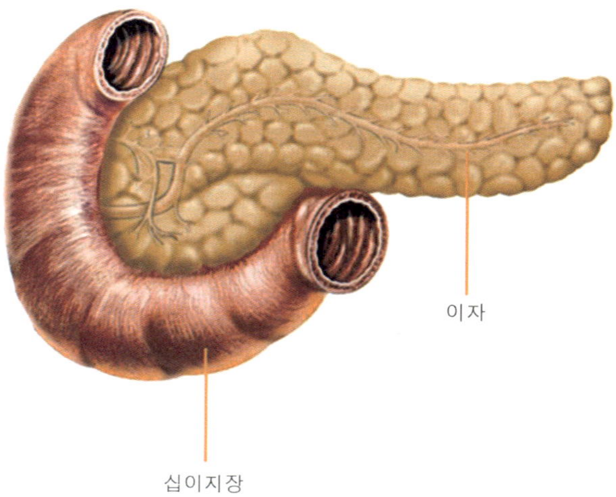

4) 부신피질호르몬

나폴레옹의 삼각모 모양의 부신은 양쪽 신장 위에 축소판 삼각모처럼 얹혀 있다. 영어로 부신 "Adrenal"이란 "가까운"이란 의미의 라틴어에서 유래했다. 이것은 길이는 불과 2.5~5.1cm이며, 무게는 30g도 안되지만 30여종 이상의 호르몬을 분비한다. 부신은 안쪽과 바깥부분으로 서로 나뉘어져 있으며 바깥층을 이루는 피질은 노란색이며 뇌하수체에서 분비되는 부신피질자극호르몬(ACTH, Adrenocorticotropic Hormone의 약자임)이 지시하는 내용에 따라 일한다. 부신의 안쪽 층인 수질은 적갈색이며 신경계로부터 직접 명령을 받아 일한다. 피질에서 분비되는 호르몬들은 화학적 구조가 대단히 유사하며 스테로이드(Steroid)라고 불린다. 부신 수질(Adrenal Medulla)은 아드레날린과 노르아드레날린 두 가지의 호르몬밖에 분비하지 않는다. 이러한 화학물질들은 공포와 분노의 반응에 일부 관여하기 때문에 때로는 위기 호르몬으로서 특성을 띤다.

부신피질호르몬은 피부색소의 침착과 밀접한 관계가 있다. 즉 부신피질호르몬이 감소하면 약간의 자극에 의해서도 피부의 색소침착이 증가한다. 한편 피부자체의 저항도 저하하여 감수성이 높아지고, 수포형성, 각질비후, 모낭각화 등이 일어나기 쉽다. 물, 광물질의 대사에도 영향이 있다. 앞서 설명한 바와 같이 남자는 여성호르몬을 여자는 남성호르몬을 분비하여 평형을 유지하고 있다.

최근 부신피질호르몬 중 코티손(Cortison)은 각종 피부질환의 치료에 이용되고 있다. 하이드로코티손(Hydrocortisone, 또는 Cortisol)은 코티손의 대사산물로 염증, 알러지, 피부소양증, 교원병(Collagen Disease) 등의 치료에 코티손보다 유효한 것으로 알려져 있다.

그림 10-6. 부신의 해부학적 형태 및 위치

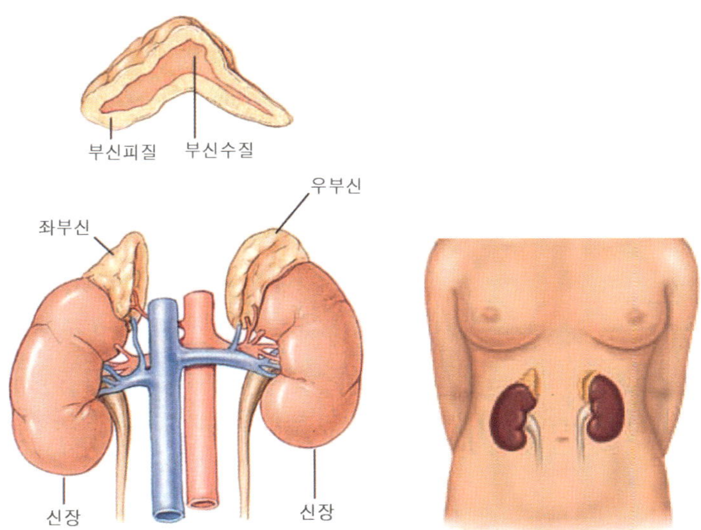

부신피질 호르몬이 과잉으로 분비되어 걸리는 질환이 쿠싱증후군으로 비만, 정신장애, 고혈압 등의 증세를 나타내며 어린아이의 경우 성장저해를 보인다. 뇌하수체의 종양에 의하여 생기는 경우가 많다.

부신피질 호르몬의 결핍증의 대표적 질환은 에디슨병으로 당분, 단백질, 물, 지질 등의 평형이 깨지고 근무력증과 피로감을 느끼며 체중감소의 증상이 나타난다.

부신수질호르몬은 에피네필린과 노르에피네필린을 분비한다. 노르에피네필린은 심장의 활동을 촉진하고 혈관을 수축시키며 소화관 활동을 억제하는등의 작용을 하며 에피네필린은 비슷한 작용을 하지만 강도가 약한 편이다.

5) 성호르몬

남녀가 나면서부터 해부학적인 차이가 있는데, 이것을 제1차 성징이라고 한다. 남자는 사춘기가 되면 근육이 발달하고 음성이 변하며 골격이 장대해지고 수염이 나온다. 또한 피지선이 발달하여 피부에 기름기가 많아진다. 여자는 피하지방이 많아지고 피부의 살결이 유연하고 섬세해져서 소위 곡선미를 나타내며 유방의 발달, 두발의 발육 등에 의하여 여자답게 된다. 이와 같은 특징을 제2차 성징이라 한다. 이런 차이가 생기는 것은 결국 남성호르몬과 여성호르몬의 작용에 기인하는 것이다. 그렇다고 남성호르몬은 남성에게만, 여성호르몬은 여성에게만 분비되는 것이 아니라 남녀가 다 같이 두 종류의 호르몬을 가지고 있되 다만 그 분비량의 비율이 다를 뿐이다. 이 두 호르몬의 분비량의 비율은 개인에 따라 차이가 있으나 일정한 평형을 유지하고 있다. 만약 이 평형이 깨어지면 갱년기에서 나타나는 각종 장해가 일어나게 된다.

갱년기라는 의학 용어는 사다리의 가로대라는 뜻의 그리스어에서 유래한다. 그리스 시대의 점성가들은 인생의 액년이 7년마다 나타난다고 믿었다. 같은 간격으로 7년 때마다 가로대를 밟으면서 사다리를 올라가는 것 같은 것이 인생이며, 그 가로대에 해당하는 7년째 마다 인간은 생명의 위험에 노출된다고 생각했던 것이다. 이 사고방식에 의하여 42세에는 6번째의 액년이 되는 셈인데, 이때 두드러진 몸의 변화가 나타나기 쉽기 때문에 대표적인 가로대로 생각했던 것이다.

화려하게 핀 꽃처럼 신선하고 아름다운 인생의 봄에 이어, 강렬한 태양이 쨍쨍 내려쬐는 여름이 찾아오고, 연이어 온화한 가을볕에 수확을 즐기는 시기가 다가온다. 그것이 이 갱년기이다. 하루의 시간에 비유한다면, 대낮의 쨍쨍 내려 쪼이는 햇볕이 난 뒤에 찾아오는 조용한 "황혼"이다. 여자에게는 규칙적이었던 월경이 점점 불규칙해지고, 2~3년 사이에 마침내 멎어 버린다.

여자의 갱년기는 우선 난소 기능의 저하로 시작된다. 난소의 활동이 약해지면, 그 "상사"로서 감독의 임무를 맡고 있는 뇌하수체에서 난소의 활동을 독려하는 성선 자극호르몬이 분비된다. 영업지점의 업적이 갑자기 저하하면 본점에서 독려의 지령이 날아오는 것과 마찬가지이다. 실제로 성선 자극호르몬은 10~20대와 비교하여 5~6배나 되는 양이 뇌하수체에서 내보내지는데, 아무리 자극하여도 극도로 피로한 늙은 말에게 채찍질 하듯이 난소는 말을 듣지 않는다. 결국 성선 자극호르몬은 과잉으로 분비되지만, 난포 호르몬의 분비량이 줄고 더욱이 배란이 잘 되지 않기 때문에 황체 호르몬이 결핍되어, 이들 호르몬의 불균형을 보충하기 위하여 자율신경계, 특히 교감신경이 과민하게 되는 상태가 갱년기이다. 이러한 호르몬이나 자율신경계의 실조로 인하여 우울해진다. 흥분한다. 기분이 변하기 쉬워진다. 기억력이 저해된다는 정신증상이 조성되어 현기증, 가슴의 두근거림, 귀울림, 땀 흘림 등과 거기에다 얼굴이 화끈거린다. 상기한다든가하는 자율신경의 과민 상태가 된다.

난소는 갱년기에 들어가면서 30세의 절반크기로 오그라드는 반면, 고환은 40세쯤에 가장 무거워지고 70세가 되어도 기껏 10% 정도 밖에 오그라들지 않으므로 남성에 있어서는 뇌하수체의 성선 자극호르몬의 분비는 그리 증가하지 않는다. 따라서 남성은 갱년기가 되어도 증상이 분명치 않는 일이 많다. 춘하추동을 통하여 별 볼일 없는 남성에 비하여 임신, 육아로 봄에서 여름에 걸쳐 화려하고 커다란 꽃송이를 단 여성은, 갱년기가 되면 가련한 조락의 시기를 맞이한다.

(1) 남성호르몬(Androgen)

고환에서 분비되는 테스토스테론(Testosterone)이며 여자에서는 부신피질에서 분비된다. 부신피질기능이 병적으로 항진되어 남성호르몬의 분비가 증가되면 여자의 남성화현상이 나타난다.

사춘기가 되면 각질층이 두꺼워지고 모낭이 발육하여 모구가 뚜렷한 지성 피부가 되기 쉽다. 피지선을 자극하여 피지 분비를 촉진시키며 남성의 신체적 특징부위에 모발이 자라도록 해준다.

이것은 남성호르몬의 자극에 의하여 피지선과 모낭이 발달된 까닭이다. 남성호르몬은 고환이외에 부신피질에서도 분비되어 주로 음모, 겨드랑이 털의 발육을 담당하고 있다.

그러나 남성호르몬은 전두부, 두정부의 모발에 대해서는 억제하는 작용을 하므로 대머리는 거의 남성에게만 볼 수 있다. 남성호르몬은 근육의 발달을 촉진하는 작용도 있다.

그림 10-7. 남성 생식소

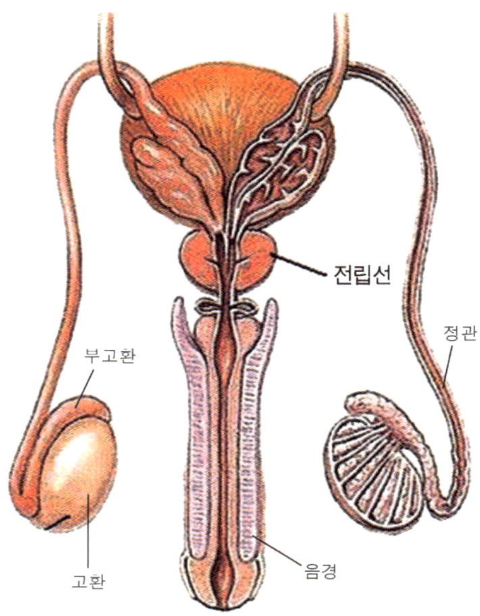

(2) 여성호르몬(Estrogen)

난소에서 분비되며 그 작용은 남성호르몬과 반대로 피지선의 활동, 각화, 경모의 발육 등을 억제한다. 그러나 전두부, 측두부, 두정부의 모발은 여성호르몬의 지배를 받고 있으므로 여자에게는 대머리 현상이 일어나지 않는다.

여자가 갱년기에 접어들면 여성호르몬의 분비는 감소되고 남성호르몬의 분비는 별로 감소되지 않는다. 따라서 두 호르몬의 평형이 깨어지고 남성호르몬의 상대비가 커져서 피부가 거칠어지며, 살갗 윤기가 없어지고 주름살이 생기며, 두부의 모발 발육 등이 나빠진다.

임신을 하게 되면 프로게스테론(Progesterone)이라는 물질이 분비되어 임신을 지속하도록 한다. 프로게스테론은 난자를 둘러싸고 있는 주머니가 노랗게 변해서 만들어진 황체(黃體)에서 분비되므로 황체호르몬이라고도 한다. 반면, 난포(난자를 둘러싸고 있는 주머니)에서 분비되는 물질은 에스트라디올(Estradiol)인데, 이것은 여성의 발정을 유도하며 유방을 발달시키고 한층 여성다워지게 하는 작용을 한다. 에스트라디올은 난포에서 분비되므로 난포(卵胞)호르몬이라 부른다. 보통 여성호르몬이라 할 때는 난포호르몬을 지칭하는 경우가 많다.

특히 여성호르몬은 국소의 혈관확장작용을 하고 그 부분의 신진대사를 양호하게 하며 피부의 재생촉진, 수분함유량의 증가, 과도한 각질증식의 억제, 탄력섬유의 발육을 촉진하고, 때로는 주근깨를 감소시키는 등, 이를테면 피부의 재생(젊어짐)에 매우 유효하다. 그러나 내복의 경우에는 간장에서 파괴되어 효과가 거의 없다.

여성호르몬의 국소적 이용에 관해서는 많은 보고가 있으나 화장품에 이용할 때에는 부작용을 고려해 연령, 사용량 등을 신중히 고려해야 한다. 여성의 경우 배란 후 일시적으로 황체 호르몬 증가가 피지선을 자극하고 피지의 분비를 증가시키기 때문에 생리 전에 여드름이 악화되는 경우가 많다.

그림 10-8. 여성생식소

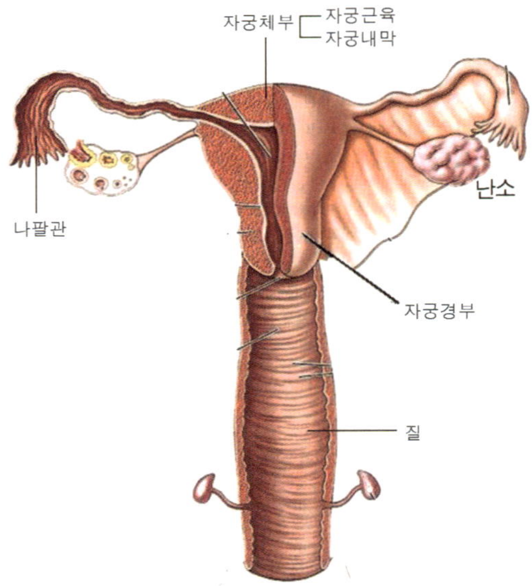

그림 10-9. 여성의 생리기간에 따른 호르몬 분비의 변화

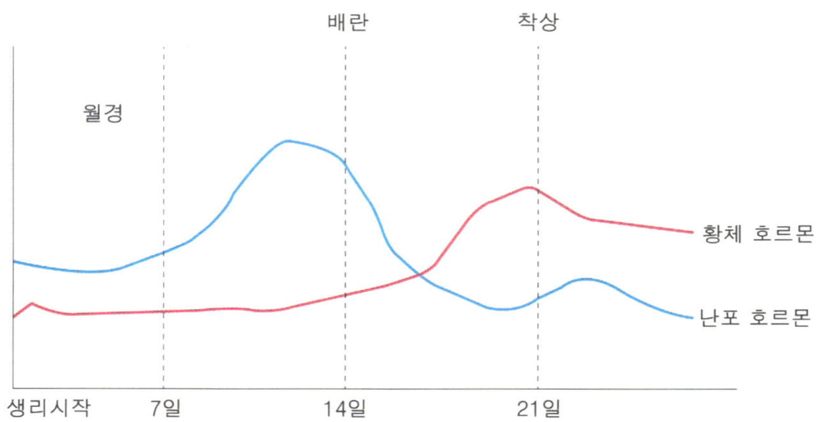

참고문헌

1.알기 쉬운 해부생리, 정담미디어, 임나영외, 2006년

2.해부생리학, 라이프사이언스, 이영돈외, 2005년

3.3일만에 읽는 몸의 구조, 서울문화사, 타노이 마샤오, 2008년

4.살롱바디트리트먼트, 구민사, 당수민외, 2013년

5. 미용기기학, 신광출판사, 하병조, 2013년

6.인체생리학, 형설출판사, 이인모외 1994년

7.핵심해부생리학, 바이오 사이언스, 윤호외, 2008년

8.뉴 병리학, 메디시언, 김주성외, 2010년

9.생리학, 파워북, 강남이 외, 2007년

10. 우리몸사전, 북힐스, 아사노고로, 2005년

11. 인체과학, 신광출판사, 하병조, 2003년